首都医科大学附属北京地坛医院

感染性疾病危重症

病例精解

金荣华 ◎ 总主编

刘景院 蒲 琳 ◎ 主 编

科学技术文献出版社

SCIENTIFIC AND TECHNICAL DOCUMENTATION PRESS

·北京·

图书在版编目（CIP）数据

首都医科大学附属北京地坛医院感染性疾病危重症病例精解 / 刘景院，蒲琳主编. —北京：科学技术文献出版社，2024.3

ISBN 978-7-5235-1157-2

Ⅰ.①首…　Ⅱ.①刘…　②蒲…　Ⅲ.①感染—急性病—病案　Ⅳ.① R459.7

中国国家版本馆 CIP 数据核字（2024）第 019079 号

首都医科大学附属北京地坛医院感染性疾病危重症病例精解

策划编辑：蔡　霞　　责任编辑：帅莎莎　　责任校对：王瑞瑞　　责任出版：张志平	

出　版　者　科学技术文献出版社

地　　　址　北京市复兴路15号　　邮编　100038

编　务　部　（010）58882938，58882087（传真）

发　行　部　（010）58882868，58882870（传真）

邮　购　部　（010）58882873

官 方 网 址　www.stdp.com.cn

发　行　者　科学技术文献出版社发行　全国各地新华书店经销

印　刷　者　北京虎彩文化传播有限公司

版　　　次　2024 年 3 月第 1 版　2024 年 3 月第 1 次印刷

开　　　本　787×1092　1/16

字　　　数　197千

印　　　张　17.25

书　　　号　ISBN 978-7-5235-1157-2

定　　　价　138.00元

首都医科大学附属北京地坛医院病例精解

编委会

首都医科大学附属北京地坛医院
感染性疾病危重症
病例精解

编委会

主　编　刘景院　蒲　琳

副主编　李传胜　张　铭　谭建波

编　委　（按姓氏笔画排序）

王宏宇　尹宁宁　刘玉凤　孙　瑶　杜春静

郝京京　郭贺冰

秘　书　孙　瑶

主编简介

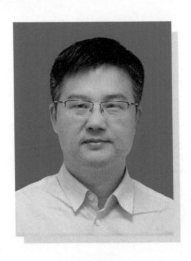

刘景院

医学博士，主任医师，硕士研究生导师，现任首都医科大学附属北京地坛医院重症医学科主任。从事危重症医学和传染病危重症的医学教研工作 25 年，作为骨干及科室负责人参与 2003 年 SARS 疫情事件及历次突发传染病事件危重症患者的诊疗工作，曾多次被国家卫生健康委指派到各地指导重症患者的救治工作。承担和参与省部级科研课题 5 项，参编专著 6 部，在核心期刊和被 SCI 收录的期刊发表论文共 60 余篇。兼任中华医学会感染病分会肝衰竭与人工肝学组委员、中国中西医结合学会重症医学专业委员会常务委员、北京医学会重症医学分会常务委员、北京医学会感染病学分会委员、北京预防医学会感染病专委会常务委员等学术任职。曾获"全国抗击新冠肺炎疫情先进个人""北京市先进工作者"等荣誉称号。

主编简介

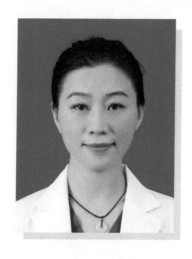

蒲 琳

医学博士，主任医师，现任首都医科大学附属北京地坛医院重症医学科副主任。从事重症医学工作15年，参与了历年突发重大公共卫生事件中危重症患者的救治工作。参与"首都卫生发展科研专项"等多项临床课题研究，在核心期刊和被SCI收录的期刊发表论文共40余篇。曾获"首都最美巾帼奋斗者""北京市三八红旗奖章""全国三八红旗手"称号。社会任职包括：中国医师协会重症医学医师分会青年委员，中国医师协会体外生命支持专业委员会青年委员，中国重症血液净化协作组委员，中国人体健康科技促进会重症医学与器官支持专业委员会委员，中国研究型医院学会肝病（中西医结合）专业委员会委员，北京医学会重症医学分会青年委员等。

序　言

疾病诊疗过程，如同胚胎发育过程，是在临床实践的动态变化中孕育、萌发、生长和长成。这一过程需要逻辑思维和临床推理，充满了趣味和挑战。临床医生必须知道如何依据基础病理生理学知识来优先选择检查项目并评估获得的信息，向患者提供安全、可靠和有效的诊疗。

患者诊疗问题的解决，一方面，离不开医生与患者面对面的沟通交流；另一方面，在以上基础上进行临床推理（涉及可清晰描述的、可识别的和可重复的若干项启发性策略），这一过程包括最初设想的形成、一种或多种假设的产生、问诊策略的进一步扩展或优化，以及适当临床技能的应用，最终找到病症所在。

以案为思，以案促诊。"首都医科大学附属北京地坛医院病例精解"丛书中的每个病例都按照病历摘要、病例分析和病例点评进行编写。读者从中可以了解到在获得病史、体格检查信息后，辅助检查项目和诊断措施在每个病例完整资料库的构建中各自所起的作用和相对的价值。弄清主诉的细节，决定哪些部位和功能需要检查，评估所得到的信息，并决定还需要做些什么。书中也有部分疑难病例给出了大量的病症确诊技术应用实例，而这些技术正是临床医生应该带入临床思维活动中并学会选择的。病例分析和病例点评呈现的是临床医生的逻辑思维与积累的临床经验的融合及应用，也包括新技术的应用和对疾病的新认知，鼓励读者在阅读每个案例后提出自己的逻辑推理，然后与编者的逻辑相比较，以便训练自己的诊疗技能，尽可能避免使用不必要的诊断措施。

　　"地坛人"与传染病和感染性疾病的斗争历经 76 载风雨，医院由单一的传染病科发展成为集防、治、保、康为一体的大型综合医院，以治疗与感染和传染相关的急、慢性疾病为鲜明特点，在临床诊疗中积累了丰富的病例资源。本丛书各分册编委会结合感染性疾病和本学科疾病谱特点，力争展现在诊疗中如何获得并处理患者信息，正确使用临床诊断技巧，得出合理、可信的诊断结论，制订诊疗计划，关注患者结局，提升患者就医体验和减轻患者疾病负担。以丛书形式出版旨在体现临床学科特点，与广大同人分享宝贵经验，拓展临床思维，提升诊疗水平，惠及更多的患者。

　　本丛书的编写凝聚了首都医科大学附属北京地坛医院专家们的智慧，得到了密切合作的兄弟医院的专家们的大力支持与帮助，在此表示衷心的感谢。由于近年来工程科学与计算和信息科学进一步结合，推动了生命科学和生物技术的发展，新技术、新材料、新方法不断涌现，加之临床思维又是一个不断精进的过程，而我们也受知识所限，书中不足在所难免，诚望同人批评指正。

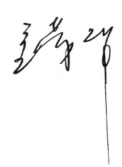

前　言

人类的生存发展史，在某种意义上也是一部与感染性疾病斗争的历史。尽管我们应对传染病和感染性疾病的能力已经取得很大进步，多种疫苗和抗生素的发明、生存环境和卫生设施的巨大改善使经典传染病的发病率显著降低，甚至完全消灭了天花和脊髓灰质炎。但是，近30年来不断有新发传染病出现或被发现，古老的感染性疾病仍然在自然宿主间循环，细菌的抗生素耐药状况不断加剧，院内感染已成为威胁患者安全的重要公共卫生难题。我们人类与感染性疾病的斗争仍然任重而道远。新型冠状病毒感染的全球大流行，再次提醒我们感染性疾病仍然是威胁人类健康的重要疾病。

科学技术的进步促进了医学发展并使我们对疾病本质的认识不断深入；跨领域融合及多学科协作使感染性疾病救治能力不断提升。降低感染性疾病的病死率是临床救治的核心任务，这就要求我们不断探索和掌握重症感染性疾病的救治技术。重症医学是相对年轻的学科，其致力于危重疾病的病理生理机制和救治规律的研究，形成了系统的器官支持、器官保护的理念和技术。感染性疾病和重症医学两种学科的有机融合，提供了一种新的看待和研究感染性疾病的视角，旨在探索重症感染性疾病患者的救治规律，以提高救治的工作效率和患者的存活率。事实上正是传染性疾病的大流行为重症医学的发展提供了契机。20世纪50年代，欧洲发生脊髓灰质炎大流行，很多患者并发呼吸衰竭，死亡率高达87%，有医生尝试使用气管内插管和正压呼吸技术进行呼吸支持，挽救了很多患者的生命，重症医学在这一时期得到

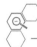
了突破性发展。随后在历次新发突发传染性疾病患者的救治中都有重症医生的参与，在提高患者存活率方面发挥了积极作用；同时，重症医学也借此不断完善自身理论体系和实现技术更新。

北京地坛医院重症医学科成立于1996年，20多年来致力于重症感染性疾病的诊疗和教学研究工作，在重症感染性疾病的诊疗中积累了很多经验。成功诊断并救治了北京首例人感染H7N9禽流感、皮肤炭疽、肺鼠疫等患者，以及国内首例黄热病、裂谷热病例。在重大传染病疫情救治方面，先后承担了2003年非典、2009年甲型H1N1流感，以及2019年以来新型冠状病毒感染疫情中重症患者的救治任务，并取得了较好的成绩。

本书收集了我科近年来具有代表性的30例重症感染性疾病病例，由具有丰富经验的一线临床医生撰写，并由相关专家给予简单点评，希望从临床实践的视角出发，分享重症感染性疾病的诊疗体会，并体现相关领域的部分新进展。本书旨在提供一些真实病例素材，救治过程并非完美，也未对涉及的相关知识和技术进行系统介绍，希望读者在阅读时能以此为线索深入思考，梳理诊疗思路，并参考相关理论书籍弥补知识短板。重症感染性疾病的病情纷繁复杂，变化多端，诊疗中涉及的理念和技术仍存在很多争议。此外，由于救治时的各种因素干扰，以及编者的临床经验、理论水平和写作能力存在局限性，本书中难免有不足和错误，敬请读者不吝批评和指正。

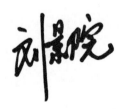

目 录

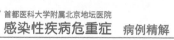

病例 1
新型冠状病毒感染无创呼吸支持 1 例

病历摘要

【基本信息】

患者，男性，61 岁。主因"发热 4 天，咳嗽 1 天"入院。

现病史：患者 4 天前出现发热，体温最高 39 ℃，无畏寒、寒战，无头痛、肌肉关节痛，无心悸、胸痛。1 天前出现咳嗽，无痰，伴恶心，排黄色稀便 1 次，无腹痛，就诊于当地三级医院，查新型冠状病毒核酸阳性，诊断为"新型冠状病毒感染"收入院。

流行病学史：发病前 8 天曾去过新型冠状病毒（简称新冠病毒）流行高风险地区，其间有多起新型冠状病毒感染病例与此地区有关联，无新冠病毒疫苗接种史。

既往史：平素健康状况良好，否认高血压、冠心病、糖尿病等，否认其他传染病病史，否认食物、药物过敏史，否认手术外伤史。

个人及婚育史：否认吸烟、饮酒史。已婚，已育，育有 1 女，配偶及子女体健。

家族史：否认高血压、糖尿病等家族史。

【体格检查】

体温 36.4℃，脉搏 98 次 / 分，呼吸 20 次 / 分，血压 103/65 mmHg。神志清楚，精神可，双肺呼吸音清，未闻及干湿性啰音及胸膜摩擦音。心律齐，心率 98 次 / 分，各瓣膜区未闻及杂音。腹软，腹部无压痛及反跳痛。四肢活动正常。周身未见水肿。

【辅助检查】

新型冠状病毒核酸阳性。新型冠状病毒抗体（2019-nCoV 抗体 IgM 及 IgG）阴性。

炎症指标变化见表 1-1。患者入院时白细胞总数及淋巴细胞计数减少，降钙素原（PCT）正常；治疗过程中白细胞及 PCT 一过性升高，后恢复正常。

表 1-1 炎症指标变化

采样日期	WBC（×10⁹/L）	NE%	LY%	PCT（ng/mL）
第 1 天	3.91	50.60	37.90	< 0.05
第 3 天	10.77	86.81	8.22	0.10
第 6 天	7.60	79.14	10.94	0.05
第 10 天	6.23	74.21	10.42	0.06

血生化：ALT 26.4 U/L，AST 34.3 U/L，TBIL 7.6 μmol/L，DBIL 2.8 μmol/L，TP 67.7 g/L，ALB 40 g/L，K^+ 3.29 mmol/L，Na^+ 132 mmol/L，Cl^- 96 mmol/L，Cr 85.9 μmol/L，CK-MB 35.3 U/L，TNI < 0.01 μg/L。

凝血功能：PT 12.3 s，PTA 83%，APTT 28.6 s，Fb 399 mg/dL，INR 1.14，FDP 2.85 μg/mL，D- 二聚体 0.46，TT 13.2 s。

辅助 T 细胞亚群：$CD33^+CD8^+$ 292 cells/μL（320～1250 cells/μL），$CD3^+CD4^+$ 458 cells/μL（706～1125 cells/μL）。

入院时动脉血气分析（空气）：pH 7.361，$PaCO_2$ 38 mmHg，PaO_2 80 mmHg，SaO_2 95.5%，BE −3.9 mmol/L，SBC 21.1 mmol/L，HCO_3^- 21 mmol/L，PaO_2/FiO_2 381 mmHg。

胸部 CT（图 1-1）：双肺胸膜下多发磨玻璃样影，治疗过程中出现多发实变，后期实变逐渐吸收。

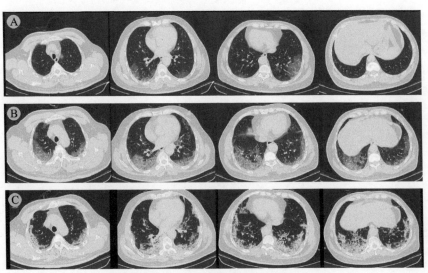

A. 入院第 1 天；B. 入院第 3 天；C. 入院第 10 天。

图 1-1　胸部 CT 动态演变

【诊断】

新型冠状病毒感染（危重型），急性呼吸窘迫综合征（中度），细菌性肺炎。

【诊疗经过】

入院后嘱其卧床休息，加强支持治疗，保证充分的营养和能量摄入，维持水电解质平衡，维持内环境稳定；同时予以鼻导管吸氧，氧流量 4～5 L/min。

入院第 3 天患者出现高热，体温最高 39 ℃，呼吸频率增快，30 次 / 分，SpO_2 93%，同时伴有咳嗽，咳黄痰。化验血气：pH 7.482，PaO_2 99 mmHg，$PaCO_2$ 28.5 mmHg，BE –1 mmol/L，HCO_3^- 21.3 mmol/L，Lac 0.8 mmol/L，PaO_2/FiO_2 300 mmHg。考虑出现细菌性肺炎。予以莫西沙星抗细菌，乙酰半胱氨酸雾化及中医药等药物治疗；呼吸支持方面：由鼻导管吸氧改为经鼻高流量氧疗，FiO_2 0.6，气流速 30 ～ 50 L/min。

入院第 6 天患者仍有发热，体温峰值 39 ℃，呼吸 20 ～ 30 次 / 分。血气分析：pH 7.494，$PaCO_2$ 32.4 mmHg，PaO_2 73 mmHg，BE 2 mmol/L，Lac 3.03 mmol/L，PaO_2/FiO_2 115 mmHg。复查胸部 CT 提示双肺以外带为主的大片磨玻璃影，但化验白细胞计数及 PCT 等与细菌感染相关的炎症指标较之前下降。考虑细菌感染控制，发热与病毒感染有关；停用莫西沙星，加用甲泼尼龙减轻肺部渗出，前 3 天每日给予 80 mg，之后每日给予 40 mg，共连续应用 6 天。同时予以新冠感染患者恢复期血浆 6 mL/kg 治疗；呼吸支持方面：无创呼吸机与经鼻高流量氧疗交替使用，无创呼吸机初始设置模式 CPAP，支持压力 5 cmH_2O，FiO_2 0.6，监测潮气量（Vt）500 mL（7 mL/kg PBW），f 25 ～ 30 次 / 分；同时予以间断俯卧位通气改善氧合，每天治疗时间在 12 小时以上。

【转归及随访】

经过上述治疗 10 天后，患者体温降至正常，逐渐停用无创呼吸机，经鼻高流量氧疗改为鼻导管吸氧，氧流量 3 L/min，复查血气：pH 7.460，PaO_2 69 mmHg，$PaCO_2$ 23.4 mmHg，SaO_2 95%，Lac 1.49（PaO_2/FiO_2 230 mmHg）。转至普通病房进一步治疗 7 天后好转出院。1 年后随诊患者无不适表现，CT 提示双肺炎症渗出吸收，双肺间质性改变：双肺可见散在磨玻璃密度影及网格影，以胸膜下分布为著（图 1-2）。

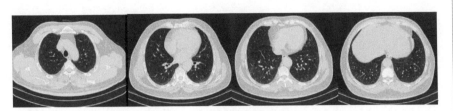

图 1-2 1 年后随访胸部 CT

病例分析

该患者为老年男性，发病前曾去往高风险地区；发病时存在发热、恶心、腹泻等表现；化验咽拭子新型冠状病毒核酸阳性，根据《新型冠状病毒肺炎诊疗方案（试行第九版）》，该患者新型冠状病毒感染诊断明确；入院时查胸部 CT 可见双肺外带弥漫磨玻璃影，分型为普通型，后患者逐渐出现呼吸窘迫表现，呼吸频率大于 30 次 / 分，SpO_2 小于 93%，氧合指数下降，需要机械辅助通气，进展为危重型。治疗上予以：①经鼻高流量氧疗及无创呼吸机辅助通气。②俯卧位通气改善氧合。③甲泼尼龙抗炎减轻渗出。④新冠患者恢复期血浆静脉滴注补充特异性抗体，经以上处理后，患者呼吸衰竭纠正，呼吸功能好转，症状消失，好转出院。

经鼻高流量吸氧（high-flow nasal cannula oxygen therapy，HFNC）是一种通过鼻塞提供可调控且相对恒定氧浓度、一定温度和湿度、较高流量气体的氧疗方式。急性呼吸衰竭患者产生的吸气气流峰值平均为 30 ～ 40 L/min，甚至可超过 60 L/min，远高于普通氧疗装置所能提供的流量。结果会使患者吸入的氧气被空气补充造成实际给氧浓度严重稀释。HFNC 可提供高流量的氧气，但不等同于高浓度吸氧，流量可达 60 L/min，超过了大多数患者吸气流量峰值，并可进行精确的调控，其给氧浓度不受外界及患者自主呼吸的影响。此外，HFNC 可持续在气道中输送高流量气体产生一定程度的正压，并随流速的增加而增加。研究发现流量和压力之间存在线性关系，并测得 HFNC 给予 35 L/min 流量时，鼻咽部压力在闭口和张口呼吸时分别增加到（2.7 ± 1.04）cmH_2O、（1.2 ± 0.76）cmH_2O，对于面罩吸氧几乎为 0 cmH_2O。这样低水平的气道气压产生类似呼气末正压（positive end expiratory pressure，PEEP）的作用防止肺泡塌陷，进而改善气体交换，对于预防肺不张有不可忽视的作用。此外，HFNC 因其使用方便，具有良好的温、湿化效果，比标准的鼻导管、面罩吸氧及无创通气有更好的舒适度、耐受性，并且患者交流、饮食不受明显影响，操作简单。

无创正压通气治疗（noninvasive positive pressure ventilation，NPPV）可通过正压通气增加呼吸末正压及呼气末容积，以此改善患者的呼吸频率，减少呼吸做功，从而促进氧交换。NPPV 可以为患者提供 100% 的氧气，决定氧合另一关键因素是呼气末正压，但会因面罩漏气而受到影响。一项在 10 例急性低氧性呼吸衰竭患者中应用持续气道正压通气（continuos positive airway pressure，CPAP）的研究发现，同标准氧疗相比，CPAP 显著提高气体交换，氧合指数（PaO_2/FiO_2）得以升高，当 PEEP 达到 10 cmH_2O 时，会有更高的氧合指数。尽管 PEEP 对改善氧合有好处，但不能降低呼吸肌负荷。一项生理学研究中，在 PEEP 的基础上加用压力支持相比单用 PEEP 和标准氧疗，可以显著降低吸气功耗，但存在潜在的不利影响，过高的压力支持产生的高潮气量可能导致肺损伤，而要保持 6～8 mL/kg 的分钟通气量是比较困难的。此外，NPPV 患者的成功实施还取决于患者的耐受性和依从性，实际上，20%～25% 的急性低氧性呼吸衰竭患者因无法耐受最终气管插管。

综上所述，HFNC 和 NPPV 均可改善患者的缺氧状况，减少呼吸做功。然而，两者之间28天插管率及死亡率无明显差别。尽管在提高氧分压方面上与NPPV相比，HFNC还有一定的差距，但考虑到HFNC的临床效果及在舒适度和依从性上存在优势，并且操作简单，在满足患者通气氧合需求的前提下，HFNC是一不错的选择。

除了予以HFNC/NPPV支持治疗外，该患者的呼吸治疗中也同时实施了清醒俯卧位通气。其对于低氧性呼吸衰竭治疗的病理生理基础主要有以下几方面：①改善通气/血流失调：俯卧位时，肺泡通气较仰卧位更均一，同时减少心脏和膈肌对肺区的压迫，肺泡通气增加，分流减少，改善通气血流比，进而提升氧合；②促进肺复张：俯卧位时重力依赖区肺泡通气增加，肺泡趋于复张，同时非重力依赖区肺泡的过度通气状态减轻，肺顺应性增加；③减少呼吸机相关性肺损伤（ventilator induced lung injury，VILI）：俯卧位时肺泡通气趋于均一，肺顺应性改善，胸腔内压力梯度降低，不同区域之间的剪切力减低，肺应力和应变降低，降低VILI风险；④促进分泌物引流。2015年Scaravilli等对15例急性低氧性呼吸衰竭的患者进行共计43次清醒俯卧位通气治疗，其中平均俯卧位时间为3 h，最终有2例患者需要气管插管，其发现在呼气末正压和吸入氧浓度不变的情况下，俯卧位时氧合明显改善，而患者的呼吸频率、血流动力学及二氧化碳分压无明显改变。Coppo等在一项队列研究中纳入56例新冠感染合并急性低氧性呼吸衰竭的患者，其中47例患者能满足研究要求的保持俯卧位至少3 h，结果显示俯卧位通气可使氧合得到改善。但另一项关于HFNC治疗新冠感染相关急性呼吸衰竭的队列研究发现，辅助应用清醒俯卧位通气治疗不能减少患者进行气管插管的风险和改善28天的死亡率。清醒俯卧位通气治疗一般适用于以下情况：①多种原因所致的轻度至中度急性呼吸窘迫综合征（acute respiratory distress syndrome，ARDS）；②影像学符合 ARDS 双侧重力依赖区浸润影的表现；③患者处于清醒状态且意识清楚能够自主翻身或者配合翻身，并且能够在呼吸窘迫时进行呼救；④患者能耐受体位的改变。但在清醒俯卧位通气过程中应密切观察患者耐受的情况，可通过俯卧位、右侧卧位、高坐位再到左侧卧位的体位变换来提高患者的耐受性；除此之外，进行轻度的镇静，但需要密切监测患者呼吸状态，以免延迟气管插管时机。

病例点评

随着无创呼吸支持设备及技术的不断改进，一些较为严重的呼吸衰竭患者得以免于有创机械通气。经鼻高流量氧疗和无创正压机械通气是常用的两种无创呼吸支持方式，各有优势。HFNC 在高流量的前提下提供稳定的吸氧浓度，较好的加温加湿功能可以保护呼吸道黏膜及纤毛功能，患者耐受性较好，是急性低氧性呼吸衰竭优先选择的支持方式。NPPV 可以在吸气相和呼气相提供压力支持，能更有效地降低患者呼吸做功、改善氧合、减轻肺组织渗出，对于通气障碍的患者，如慢性阻塞性肺病、虚弱患者的呼吸支持具有更多优势。但是由于面罩对面部的压迫、头罩的幽闭感及进食、俯卧位通气需要等原因，NPPV 往往不能持续应用，临床上多采用交替使用 NPPV 和 HFNC 的支持方式，根据病情需要决定两者的时长比例。无创呼吸支持向有创机械通气切换的时机是临床的难点，不能单纯以氧合指标（如 PaO_2/FiO_2）来决定气管插管的时机，ROX 指数 $[SpO_2/（FiO_2 \cdot RR）]$、HACOR 指数（包括 5 项评价变量：心率、pH、GCS 评分、PaO_2/FiO_2 及呼吸频率）、潮气量、分钟通气量等指标可能具有更大的指导价值。关于清醒俯卧位通气，在新冠感染重症患者的救治中备受关注，目前的证据显示清醒俯卧位通气可以改善氧合，但能否降低气管插管率尚需要更多的循证证据支持。

【参考文献】

1. VILLAR J，FERRANDO C，MARTÍNEZ D，et al. Dexamethasone treatment for the acute respiratory distress syndrome：a multicentre，randomised controlled trial. Lancet Respir Med，2020，8（3）：267-276.

2. CHEN N，ZHOU M，DONG X，et al. Epidemiological and clinical characteristics of 99 cases of 2019 novel coronavirus pneumonia in Wuhan，China：a descriptive study. Lancet，2020，395（10223）：507-513.

3. 中华人民共和国国家卫生健康委员会. 新型冠状病毒肺炎诊疗方案（试行第九版）. 传染病信息，2022，35（2）：97-106.

4. 樊亚雄. 高流量吸氧湿化仪与无创呼吸机对呼吸衰竭患者的疗效. 医学理论与实践，2022，35（2）：229-231.

5. ZHANG J，WANG Y，SHEN J，et al. Application of non-invasive ventilator in treatment of severe COVID-19 patients. Clin Lab，2022，68（1）：4-26.

6. SCARAVILLI V，GRASSELLI G，CASTAGNA L，et al. Prone positioning improves oxygenation in spontaneously breathing nonintubated patients with hypoxemic acute respiratory failure：a retrospective study. J Crit Care，2015，30（6）：1390-1394.

7. COPPO A，BELLANI G，WINTERTON D，et al. Feasibility and physiological effects of prone positioning in non-intubated patients with acute respiratory failure due to COVID-19（PRON-COVID）：a prospective cohort study. Lancet Respir Med，2020，8（8）：765-774.

（刘玉凤　整理）

病例 2
新型冠状病毒感染有创呼吸支持 1 例

病历摘要

【基本信息】

患者，男性，69 岁，主因"发热伴咳嗽 1 天，新型冠状病毒核酸阳性 12 小时"入院。

现病史：患者 13 天前曾到访新冠病毒流行的高风险地区，与新型冠状病毒感染患者有密切接触。1 天前出现发热，体温最高 38.2℃，并伴有咳嗽，咳少量白痰，无胸痛、胸闷，无恶心、呕吐，无腹痛、腹泻，无肌肉酸痛。2 小时前咽拭子新型冠状病毒核酸检测阳性，为进一步治疗转入我院。

流行病学史：患者发病前 13 天曾到往新型冠状病毒感染流行地区，与其同行 2 人已被确诊为"新型冠状病毒感染"；无新冠病毒疫

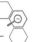

苗接种史。

既往史：高血压病史21年，血压最高达180/110 mmHg，长期服用硝苯地平控释片降压治疗，血压为130～140/70～80 mmHg；糖尿病病史21年，目前应用胰岛素控制血糖，空腹血糖7 mmol/L，餐后血糖控制在8～10 mmol/L；冠心病病史8年，曾行PCI术（具体不详），长期服用阿司匹林抗血小板治疗。

个人及婚育史：生于原籍，否认吸烟、饮酒史，已婚，已育，育有1子，配偶及儿子体健。

【体格检查】

体温37.7℃，脉搏90次/分，呼吸20次/分，血压128/81 mmHg，BMI 26.57 kg/m²。

神志清楚，精神正常，皮肤黏膜未见淤点淤斑，双肺呼吸音清，未闻及干湿性啰音。心律齐，心率90次/分，各瓣膜区未闻及病理性杂音。腹软，全腹无压痛及反跳痛，移动性浊音阴性，肠鸣音正常，4次/分。双下肢无水肿。生理反射存在，病理征阴性。

【辅助检查】

咽拭子新型冠状病毒核酸检测阳性；新型冠状病毒抗体：IgG阳性，IgM阴性。

炎症指标变化见表2-1；D-二聚体及生化指标变化见表2-2。

胸部CT变化见图2-1：双肺多发磨玻璃影及实变影，经治疗后实变逐渐吸收。

表2-1　炎症指标变化

采样日期	WBC（×10⁹）	NE%	LY%	CRP（mg/L）	PCT（ng/mL）	SAA（mg/L）
第1天	3.20	58.70	29.10	120.90	0.10	434.00
第3天	3.07	73.04	2.24	330.50	0.21	456.70
第5天	6.82	85.24	5.81	369.70	0.55	456.00

（续表）

采样日期	WBC（×10⁹）	NE%	LY%	CRP（mg/L）	PCT（ng/mL）	SAA（mg/L）
第 10 天	4.66	80.71	10.32	320.50	0.15	447.10
第 13 天	5.75	85.40	5.00	414.80	3.53	448.00
第 18 天	5.08	78.10	13.40	136.30	0.47	464.80
第 20 天	4.68	68.00	18.62	6.50	0.24	430.40
第 28 天	4.20	53.80	33.10	2.20	< 0.05	6.50

表 2-2　D- 二聚体及生化指标变化

采样日期	D- 二聚体（mg/L）	CK-MB（U/L）	cTnI（ng/mL）	ALT（U/L）	TBIL（μmol/L）	Cr（μmol/L）
第 1 天	0.038	16.9	0.038	48.8	12.6	108.0
第 3 天	0.085	18.2	0.044	26.2	10.2	114.1
第 5 天	0.610	11.4	0.038	32.7	11.5	101.0
第 10 天	4.920	25.0	0.057	14.3	18.4	80.3
第 13 天	4.220	15.7	0.026	15.5	12.8	69.1
第 18 天	4.080	10.8	0.034	18.7	16.2	70.5
第 20 天	3.480	10.8	0.068	17.6	11.5	53.9
第 28 天	0.870	14.2	0.015	21.2	8.0	65.7

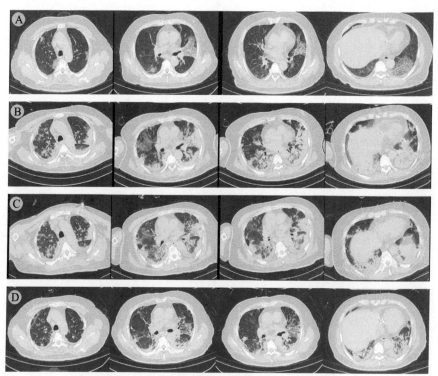

A. 入院第 3 天；B. 入院第 10 天；C. 入院第 18 天；D. 入院第 27 天。

图 2-1　胸部 CT 变化

笔记

【诊断】

新型冠状病毒感染（危重型），急性呼吸窘迫综合征（重度），细菌性肺炎，急性肾损伤（AKI 1 期），冠状动脉粥样硬化性心脏病（NYHA 1 级）PCI 术后，高血压 3 级（很高危），2 型糖尿病。

【诊疗经过】

入院后血气分析（空气）：pH 7.377，$PaCO_2$ 34 mmHg，PaO_2 72.1 mmHg，BE −3.5 mmol/L，HCO_3^- 20.1 mmol/L，SaO_2 94.2%，PaO_2/FiO_2 343 mmHg。入院后诊断：新型冠状病毒感染（普通型）。入院后给予以下治疗：①一般治疗：予以鼻导管吸氧、物理降温及银丹解毒颗粒治疗，同时嘱其卧床休息，加强支持治疗，保证充分的营养和能量摄入，维持水电解质平衡，维持内环境稳定。②继续予以硝苯地平控制血压、胰岛素控制血糖及阿司匹林进行冠心病二级预防治疗。

入院第 3 天，患者发热，体温峰值 39.2℃，伴乏力、呼吸困难，呼吸频率为 25 ～ 30 次 / 分，SpO_2 最低降至 88%；复查血气（空气）：pH 7.425，$PaCO_2$ 31.2 mmHg，PaO_2 69.8 mmHg，HCO_3^- 20.7 mmol/L，PaO_2/FiO_2 332 mmHg。胸部 CT：双肺多发斑片状及大片磨玻璃影，病变范围较入院时增加 50% 以上。将疾病分型调整为重型，并给予新冠感染患者恢复期血浆静脉滴注，氧疗方式调整为经鼻高流量氧疗（HFNC），初始设置气流速度在 30 L/min，FiO_2 0.65，同时予以俯卧位通气，此后监测 SpO_2 在 95% 左右，呼吸频率为 20 ～ 30 次 / 分。

入院第 5 天，患者仍存在高热，体温最高 39.6℃，咳少量血性痰，伴乏力，精神状态差，尝试予以无创正压通气（noninvasive positive pressure ventilation，NPPV）进行呼吸支持，但患者不能耐受。继续 HFNC，FiO_2 0.75，流速 50 L/min，SpO_2 95%，PaO_2/FiO_2 降至

88.8 mmHg，病情进展。加用地塞米松每日 5 mg，连用 5 天减轻炎症反应；低分子肝素钠 5000 U，每日 1 次皮下注射抗凝预防静脉血栓栓塞。此后，经上述治疗 5 天，患者体温下降，仍感乏力，精神差，呼吸困难改善不明显，PaO_2/FiO_2 90 ～ 150 mmHg。

入院第 10 天，患者呼吸困难进一步加重，呼吸频率 40 次 / 分左右，SpO_2 82% ～ 84%，PaO_2/FiO_2 85 mmHg，查体可见腹式呼吸，口唇发绀。评估病情进展为危重型。行气管插管，有创机械通气治疗，初始模式及参数：VC 模式，FiO_2 0.6，Vt 410 mL（7 mL/kg PBW），f 20 次 / 分，在肌松状态下，通过 PEEP 滴定法测得最佳 PEEP 8 cmH$_2$O，监测 P_{peak} 27 cmH$_2$O，P_{plat} 21 cmH$_2$O，MV 8.2 L/min，呼吸系统静态顺应性 55.5 mL/cmH$_2$O。不同 PEEP 下测定呼吸系统顺应性如表 2-3 所示。插管后，气道内可吸出少量 II 度黄痰，监测血炎症指标升高，考虑合并细菌性肺炎，予以头孢哌酮舒巴坦抗感染治疗。

表 2-3 不同 PEEP 下测定呼吸系统顺应性

PEEP（cmH$_2$O）	PEEP$_{tot}$（cmH$_2$O）	P$_{plat}$（cmH$_2$O）	Cst（mL/cmH$_2$O）	SpO$_2$（%）
6	6.5	13	55.4	86
8	8.4	15	55.5	86
10	10.0	17	51.4	88
12	12.3	20	46.8	85
14	14.3	24	33.6	86

入院第 13 天，患者再次出现氧合下降，SpO_2 90% 左右，血气提示 PaO_2/FiO_2 81 mmHg，化验血炎症指标高，痰培养为产气克雷伯菌（ESBLs 阳性，对碳青霉烯类敏感），复查胸部 CT 提示双肺病变范围较前增加，实变增多；将头孢哌酮舒巴坦升级为美罗培南抗感染治疗，吸氧浓度上调至 80%，同时行气管切开，加强体位引流及肺部物理治疗。经上述处理，患者感染控制，呼吸功能逐渐好转。

入院第 18 天，患者体温正常，痰量减少，呼吸机模式及参数设定：PSV 模式，FiO$_2$ 0.4，PEEP 8 cmH$_2$O，ΔP 14 cmH$_2$O，监测 Vt 400 ～ 450 mL，f 20 ～ 25 次 / 分，SpO$_2$ 95% ～ 98%，PaO$_2$/FiO$_2$ 244 mmHg。停用抗生素，减轻镇静，开始实施程序化撤机，首次自主呼吸试验（spontaneous breathing test，SBT）失败，浅快呼吸指数偏高，后继续加强呼吸功能锻炼、予以加强体位引流、吸痰及控制感染，同时予以精确的容量管理，减轻心脏前后负荷等治疗。入院后第 25 天，患者成功撤离呼吸机，序贯经鼻高流量氧疗。入院第 30 天，患者停止高流量吸氧，转出重症监护室。

【转归及随访】

患者于普通病房住院 13 天后出院，出院时不需要氧疗，无不适主诉，查体未见异常。随诊 3 个月，复查胸部 CT（图 2-2）：双肺病变较前明显吸收、好转。

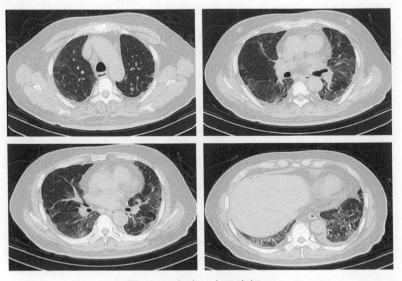

图 2-2　出院 3 个月胸部 CT

病例分析

　　患者为老年男性，存在中高风险地区旅行史，同行人中有确诊患者；以发热、咳嗽为主要表现，早期查体未见阳性体征，新型冠状病毒核酸阳性，胸部 CT 可见斑片状及大片磨玻璃影，入院后诊断为新型冠状病毒感染，分型为普通型，予以吸氧等对症支持治疗，在病程的第 4 天（入院第 3 天）出现呼吸窘迫及渗出病变加重表现，分型进展为危重型。此时因患者不能耐受无创通气，继续使用经鼻高流量氧疗，并每日尝试俯卧位通气，治疗时间保持在 12 小时以上。同时予以恢复期患者血浆静脉滴注、地塞米松减轻炎症反应、低分子肝素抗凝等治疗。病程的第 11 天，病情出现进展，血气氧合指数下降至 100 mmHg 以下，胸部 CT 提示病变进展，予以有创机械通气，按照肺保护性通气策略设置呼吸机参数，并根据静态顺应性变化滴定最佳 PEEP。病程的第 14 天，出现继发性细菌感染加重，在应用抗生素抗感染治疗同时，为患者行气管切开、体位引流及气管镜下吸痰以加强气道内痰液引流。经过上述治疗 30 天后，患者脱机拔管后病情稳定，转出重症病房。

　　患者于病程的第 4 天开始 HFNC 支持，第 11 天改为有创通气支持，对于有创通气的指征的把握仍需谨慎。无创呼吸支持治疗对新型冠状病毒导致的轻中度 ARDS 治疗有很大的优势，其主要表现为：①提供 PEEP 以维持肺泡开放从而改善氧合；②提供吸气辅助从而降低呼吸负荷；③针对一些特定的患者，NPPV 和 HFNC 能降低插管率等。但是，在病情加重时，延误气管插管时机可能导致不良预后。无创呼吸支持期间如果患者仍有呼吸窘迫表现，会引起患者自发性肺损伤（patient-self inflicted lung injury，P-SILI），例如：①过高

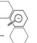

的吸气压及过强的自主呼吸引起跨肺压升高；②肺内气体摆动；③加重肺水肿；④驱动压增加导致肺纤维化发生等。无创治疗的失败是导致 ARDS 预后不良的独立危险因素。因此早期识别无创支持治疗可能失败的患者，有助于改善临床预后。HFNC 转为有创通气的指征：在给予 HFNC 治疗 2 h 后 ROX 指数 ≥ 3.85 或 SpO_2 ≥ 93% 且呼吸频率 < 25 次 / 分预示 HFNC 治疗成功率高，可继续 HFNC 治疗；ROX 指数 < 2.85 或 SpO_2 < 93% 伴有呼吸频率 > 30 次 / 分预示 HFNC 成功率低。既往研究发现，对于低氧性呼吸衰竭，HFNC 失败转为 NPPV 治疗，往往会出现 NPPV 治疗失败，导致插管延迟，因此对 HFNC 治疗失败的建议是直接转为气管插管有创通气。NPPV 转为有创通气的指征：①病情的严重程度高，简明急性生理学评分 > 34 分和低氧血症（PaO_2/FiO_2 ≤ 175 mmHg）；② NPPV 治疗 1 h 后低氧血症无改善；③强烈的自主呼吸引起大潮气量（潮气量 > 9 mL/kg PBW）。总之，无创呼吸支持治疗能改善轻度 ARDS 的临床预后，但临床医师应高度警惕且早期识别中重度 ARDS 在给予无创呼吸支持治疗过程中的插管延迟及治疗失败。

　　有创机械通气是生命支持的重要手段，可为治疗原发病提供时间，但最终目的是使患者脱离呼吸机，回归自主、稳定的呼吸模式。程序化撤机是机械通气管理的重要过程及内容。2008 年我国制定的机械通气及脱机指南建议对超过 24 h 的机械通气危重患者，每日进行评估，如达到以下标准，则认为患者具备了撤机的条件：①适当的氧合（如 PaO_2 ≥ 60 mmHg，FiO_2 ≤ 0.4，PEEP ≤ 5 ~ 10 cmH_2O，PaO_2/FiO_2 ≥ 150 ~ 300 mmHg）；②稳定的心血管功能；③稳定的代谢状态（如电解质正常）；没有明显代谢性酸中毒；适当的血红蛋白；轻度发烧或不发烧，良好的精神状态。符合上述条件的可行 SBT

（30 ～ 120 min）。若 SBT 成功可考虑脱机拔管。若 SBT 失败应积极寻找失败的原因，常见原因如下：呼吸负荷增加、通气驱动降低、心脏负荷增加、代谢紊乱、营养问题、神经肌肉能力下降甚至包括神经精神因素等。该患者入院的第 18 天，原发病控制，复查撤机筛查实验，首次行 SBT 时失败，考虑与呼吸肌肉力量减弱有关，每日予以间断呼吸肌锻炼，同时加强容量管理减轻心脏负荷，控制继发感染等，7 天后患者成功脱机拔管。

病例点评

有创机械通气的管理主要包括以下几方面内容：气管插管时机的选择；最大限度地实现肺保护通气策略；撤机筛查及评估；防治继发感染；评估机械通气对肺外器官的影响等。目前的无创呼吸支持技术，无论是 HFNC 还是 NPPV 均可以提供 100% 吸氧浓度，因此通过调整参数设定，往往可以实现 SpO_2 目标（通常为 88% ～ 93%），但是如果患者呼吸频率过快、潮气量过大、长时间辅助呼吸肌参与呼吸均提示患者可能通过过度代偿来维持氧合，此时需要进行积极干预，如果延误有创机械通气时机，可能加重肺部损伤而导致不良预后。肺保护通气策略包括小潮气量、限制驱动压及平台压、每日 12 小时以上的俯卧位通气等，这些均是得到较为一致认可的观点，关于 PEEP 设定、肺复张、神经肌肉阻滞剂的使用等尚存在争议。ARDS 根据其严重程度、病因、炎症反应程度及呼吸力学特征可以区分不同的临床表型，不同表型具有疗效异质性，因此在保护性肺通气策略的基础上强调结合临床信息精准调节。目前没有充足证据显示对于危重型新冠感染患者的机械通气策略不同于其他 ARDS 患者；建议进行循证管理，以临床指标为依据进行个体化调整。撤机是机械通气的重要组成部分，3 次 SBT 或首次撤机尝试 1 周仍未能成功脱机被定义为迁延撤机（prolonged weaning），将显著影响患者的生存率，因此对 SBT 失败的原因应认真分析、逐一解决，以尽可能缩短有创机械通气时间。

【参考文献】

1. 中华人民共和国国家卫生健康委员会. 新型冠状病毒肺炎诊疗方案（试行第九版）. 传染病信息，2022，35（2）：97-106.

2. ZHU N，ZHANG D，WANG W，et al. A novel cornnavrus from patients with pneumonia in China，2019. N Engl J Med，2020，382（8）：727-733.

3. GUALTIERO P，BENILDE C，C RISTINA L，et al. D- dimer testing to determine the duration of an ticoagulation therapy. N Engl J Med，2006，355（17）：1780-1789.

4. 许雅胜，张博. 新型冠状病毒肺炎危重症患者炎症反应及凝血功能异常分析与治疗体会. 中国循证心血管医学杂志，2021，13（2）：210-213.

5. WANG D，HU B，HU C，et al. Clinical characteristics of 138 hospitalized patients with 2019 Novel coronavirus-infected pneumonia in Wuhan，China. JAMA，2020，323（11）：1061-1069.

6. ORIOL ROCA，BERTA CARALT，JONATHAN MESSIKA，et al. An index combining respiratory rate and oxygenation to predict outcome of nasal high-flow therapy. American journal of respiratory and critical care medicine，2019，199（11）：1368-1376.

7. 潘纯，张伟，夏家安，等. 新型冠状病毒肺炎的无创呼吸功能支持：适可而止. 中华内科杂志，2020，59（9）：666-670.

8. 中华医学会重症学分会. 机械通气临床应用指南（2006）. 中国危重病急教学会，2007，19（2）：65-72.

（刘玉凤　整理）

病例 3
ECMO 在新型冠状病毒感染治疗中的应用 1 例

病历摘要

【基本信息】

患者，女性，27 岁，主因"咳嗽 4 天，憋气 2 天，发热 1 天"于 6 月 12 日入院。

现病史：患者 4 天前无明显诱因出现咳嗽，咳少量白痰，自行使用咽炎药物治疗。2 天前患者出现憋气，平卧时加重。入院当日就诊于本市某三级医院，测体温 38.6 ℃，血常规检测白细胞 8.83×10^9/L、淋巴细胞百分比 16%、中性粒细胞百分比 78.8%，GRP 81 mg/L，胸部 CT 显示"双肺多发实变影、炎症可能"。新型冠状病毒核酸 PCR 检测初筛阳性，经 CDC 复核确定阳性，转入我院新冠隔离病房诊治。自发病以来，患者神志清楚，精神不振，进食一般，大小便正常。

流行病学史：患者家人在近期新冠疫情局部暴发地工作。否认其他传染病病史。

既往史：诊断精神分裂症15年余，长期服用精神病药物控制，目前服用富马酸喹硫平片2片，每日2次；利培酮片3片，每日2次治疗。平素健康状况一般，肥胖。否认高血压、冠心病、糖尿病病史。否认食物、药物过敏史，否认手术外伤史和输血史，否认遗传病史。

【体格检查】

体温39.1℃，脉搏120次/分，呼吸22次/分，血压118/77 mmHg。身高160 cm，体重110 kg，BMI 43 kg/m²，脉搏血氧饱和度（SpO_2）82%。发育正常，体形重度肥胖，急性病容，神志清楚，精神正常，自主体位，查体合作。皮肤温度高，皮肤无水肿；全身浅表淋巴结未触及肿大；口唇发绀；双肺呼吸音低，未闻及干湿啰音及胸膜摩擦音；心界不大，心率120次/分，心律齐，各瓣膜听诊区未闻及病理性杂音；腹部平坦、柔软，全腹无压痛及反跳痛，肠鸣音正常，4次/分，全腹部未闻及血管杂音；四肢活动自如，肌张力和肌力正常；生理性反射存在，病理性反射未引出。

【实验室检查】

血常规：WBC 7.35×10^9/L，NE% 75.14%，LY% 17.12%，EO% 0.14%，RBC 4.78×10^{12}/L，Hb 139.00 g/L，HCT 41.00%，PLT 202.00×10^9/L。

血清淀粉样蛋白A（SAA）216.1 mg/L，CRP 69.6 mg/L。

血生化：电解质 K^+ 4.09 mmol/L，Na^+ 137.1 mmol/L，Cl^- 97.3 mmol/L，Cr 43.3 μmol/L，GLU 13.52 mmol/L；肝功能 ALT 89.1 U/L，AST 146.9 U/L，ALB 39.9 g/L。

动脉血气分析（FiO_2 0.5）：pH 7.38，PaO_2 52 mmHg，$PaCO_2$

48 mmHg，BE 2 mmol/L，SaO_2 85%，Lac 0.62 mmol/L，PaO_2 /FiO_2 104 mmHg。

【影像学检查】

入院时胸部 CT（6 月 13 日）：双肺多叶多段磨玻璃影和实变影，近胸膜为主（图 3-1）。

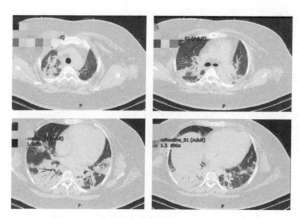

图 3-1 入院时胸部 CT（6 月 13 日）

住院期间的胸部 X 线改变：入院第 1 天（6 月 13 日）可见双肺多叶多段片状透过度下降，双下肺更著（图 3-2A）。入院第 3 天（6 月 15 日）可见病变波及全肺，大片实变，气管插管和静脉 – 静脉体外膜氧合（veno-venous extracorporeal membrance oxygenation，V-V ECMO）置管后改变（图 3-2B）。

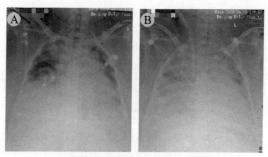

A. 气管插管前；B. V-V ECMO 上机时。

图 3-2 住院期间的胸部 X 线改变

恢复期胸部CT变化：发病后1个月，呼吸衰竭纠正，双下肺实变影，范围较入院明显缩小（图3-3A）。发病后3.5个月，双下肺少量条索影（图3-3B）。发病后4.5个月，肺部CT恢复正常（图3-3C）。

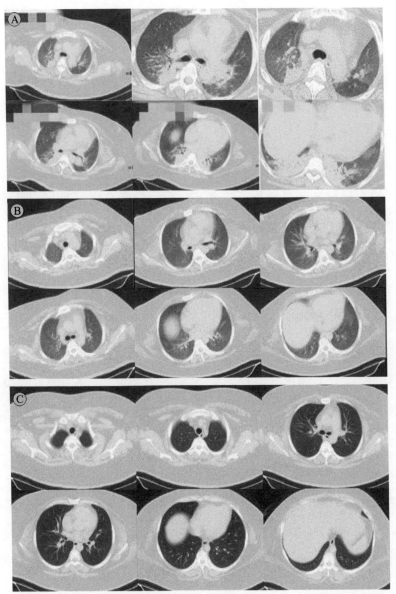

A. 发病后1个月，拔除气管插管后3天；B. 发病后3.5个月；C. 发病后4.5个月。

图3-3　恢复期胸部CT变化

【诊断】

新型冠状病毒感染（危重型），急性呼吸窘迫综合征（重度），肝功能异常，应激性溃疡伴出血，精神分裂症。

【诊疗经过】

患者入院后持续高热、咳嗽和呼吸困难，行胸部 CT 见双肺多叶多段磨玻璃影和实变影（图 3-1），血气分析提示 I 型呼吸衰竭，有进展为新型冠状病毒感染（危重型）倾向。入院后 2 小时转入 ICU 救治。

1. 呼吸支持

（1）经鼻高流量氧疗：转入 ICU 后，给予患者经鼻高流量氧疗（HFNC），流量 50 L/min，氧浓度 80%，SpO_2 维持在 90% ～ 94%。经过 12 小时 HFNC 支持，呼吸频率为 35 ～ 50 次 / 分，呼吸困难未改善，氧合指数仍在 100 ～ 120 mmHg。尝试无创正压通气，患者难以耐受，具有有创呼吸机支持指征。

（2）有创呼吸机支持：入院第 2 天行气管插管，进行有创机械通气。给予充分镇静和肌松，实施肺保护性通气策略。设置呼吸机条件：压力控制通气（PC）模式，PEEP 14 cmH_2O，驱动压（ΔP）20 cmH_2O，Vt 380 ～ 400 mL，P_{plat} 30 cmH_2O，测定肺顺应性（Cst）12 mL/cmH_2O。氧浓度 100%，SpO_2 93% 左右。氧合改善不理想，反复尝试 3 次俯卧位通气，患者氧合状况变差，考虑与患者过度肥胖有关，不能耐受俯卧位。机械通气治疗 2 天，呼吸衰竭未好转，呼吸机条件较高，氧合指数为 52 ～ 61 mmHg。符合 ARDS 重度标准，具有 ECMO 支持指征。

（3）ECMO 支持：入院第 3 天实施 V-V ECMO 治疗。ECMO 设置：血流量 4.5 ～ 5 L/min，气流量 6 L/min，氧浓度 100%，ECMO

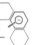

支持5分钟后患者血氧状况改善。实施肺超保护性/肺休息通气策略，调整呼吸机条件：PC模式，氧浓度50%，PEEP 10 cmH$_2$O，ΔP 15 cmH$_2$O，Vt 180～230 mL，P$_{plat}$ 25 cmH$_2$O，肺顺应性（Cst）8～12 mL/cmH$_2$O。自ECMO支持第5天开始，肺顺应性逐渐改善，逐渐下调呼吸机压力水平。ECMO支持第9天，发现ECMO氧合器凝血，评估患者尚未达到脱ECMO条件，更换氧合器。ECMO支持第11天，氧合状况和肺顺应性明显改善，尝试关闭ECMO气流，进入ECMO脱机程序。ECMO支持第12天，成功撤除ECMO。继续呼吸支持，逐渐下调呼吸机条件，呼吸支持第20天成功脱机。住院30天，呼吸衰竭完全纠正。

（4）综合管理：①气道管理：呼吸支持期间，每日侧卧位，振动排痰，每日进行支气管镜下吸痰。②抗凝管理：肝素钠500～1000 U/h抗凝，根据ACT和APTT进行调节。ECMO期间发生鼻出血和阴道出血各1次，降低抗凝药物剂量和局部处理后出血停止。③营养支持：放置空肠营养管进行胃肠内营养，根据胃肠耐受情况调节速度。④镇静和肌松：上ECMO前给予深度镇静和肌松，ECMO支持后停止肌松，循环和氧合状况改善后降低镇静深度，并每日对镇静程度及意识状态进行评估。

2. 抗感染治疗

（1）抗病毒：入院第2天静脉滴注新冠感染患者恢复期血浆800 mL。

（2）防治细菌感染：入院第3天，患者体温升高，血常规WBC 20.0×10^9/L、NE% 88%，PCT 30 ng/mL，痰液黄色黏稠，考虑合并细菌性肺炎，给予利奈唑胺联合亚胺培南抗感染。ECMO支持11天时血象再次显著升高，考虑存在血流感染，给予万古霉素联合头孢哌酮舒巴坦抗感染。继发感染均得到控制。

3. 循环和容量管理

气管插管后血压下降，考虑与镇静和容量相对不足有关，扩容 500 mL，给予小剂量去甲肾上腺素维持血压，3 天后血压稳定停止升压。机械通气期间实施限制性液体管理策略，每日零平衡或负平衡。

4. 精神心理和康复治疗

患者患有精神分裂症，由精神科医生调整药物。机械通气期间，每日唤醒时进行心理疏导，并安排家人进行视频沟通。患者脱离 ECMO 后，开始床上被动和主动功能康复。脱离呼吸机后，在经鼻高流量氧疗支持下离床进行功能康复。

5. 中医药治疗

入院早期，中医辨证属于湿毒疫，给予清热化痰、益气养阴治疗，由中医专家根据病情变化，辩证调整治疗。

【转归及随访】

经治疗后患者病情逐渐稳定，7 月 21 日转入呼吸科，复查胸部 CT 提示病灶较前吸收，核酸检测阴性，7 月 24 日痊愈出院。出院 1 个月、1 年内共做了两次随访，患者活动正常，呼吸功能恢复正常，无相关并发症，复查胸部 CT 提示肺部病变恢复顺利（图 3-3）。

病例分析

新型冠状病毒感染（COVID-19）全球大流行疫情，导致数以亿计的人群感染，夺走了数百万人的生命，严重威胁人类健康和安全。重症病例大多具有多种高危因素，具有高龄、肥胖、慢性心肺脑疾病、慢性肝肾疾病、糖尿病、恶性肿瘤和免疫缺陷等基础疾病，发生重症肺炎后病情复杂，病死率较高。普通型新冠感染的治疗主要包括抗病毒、免疫调节、防治血栓和中医治疗等，而重症病例需要合理的氧疗、清醒俯卧位通气、无创和有创机械通气等呼吸支持治疗。部分患者病情极其危重，呼吸机支持难以挽救患者的生命。而ECMO作为目前生命支持的高级措施，为挽救这类重度ARDS患者带来了新的机遇。本例年轻的危重型新冠感染患者的成功救治，正是得益于恰当的ECMO支持。

本例患者为年轻女性，BMI 43 kg/m^2，属于重度肥胖，不仅是危重型病例的危险因素，而且给呼吸支持带来较大的挑战。肥胖患者膈肌抬高，胸腔体积小，胸壁顺应性小，本身呼吸功消耗大，当发生新冠感染时，呼吸衰竭往往较为严重。这例患者肺炎进展迅速，短期内就发展为重度ARDS。该患者经过了经鼻高流量氧疗、无创正压通气和有创机械通气，多次尝试俯卧位通气，都未能改善呼吸功能。只有及时启动ECMO支持，才能为肺的修复创造条件，挽救患者生命。

ECMO是体外生命支持的重要技术，它利用氧合器模拟肺的功能，在体外对静脉血进行气体交换，完成向血液中输入氧和排出二氧化碳的任务，从而实现"人工肺"的目标。ECMO技术可以分为V-A ECMO和V-V ECMO，V-A ECMO除了能够模拟肺工作外，还可以替代部分心脏功能，可以进行心肺支持，V-V ECMO能够替代肺功能，但不具备心脏支持的功能。新冠感染危重型病例主要表现为严重的肺功能障碍，主要应用V-V ECMO来进行呼吸功能支持。本例患者使用的就是V-V ECMO。

ECMO作为一种高级的有创支持技术，需要严格掌握适应证。体外生命支持组织（extracorporeal life support organization，ELSO）推荐 V-V ECMO 应用的指征是：①难治性低氧血症，即 $PaO_2 / FiO_2 <$ 80 mmHg 超过 6 小时或 $PaO_2 / FiO_2 < 50$ mmHg 超过 3 小时；②出现组织灌注不良和高碳酸血症，即 pH < 7.25 和动脉二氧化碳分压（$PaCO_2$）> 60 mmHg；③无禁忌证则应考虑进行 ECMO。国家卫生健康委员会颁布的新冠病毒感染相关防治方案中也提出，在最优的机械通气条件下（氧浓度分数 ≥ 0.8，潮气量为 6 mL/kg 理想体重，呼气末正压 ≥ 5 cmH_2O 且无禁忌证），在保护性通气和俯卧位通气效果不佳并符合以下情况之一时，应尽早考虑评估实施 ECMO：① $PaO_2 / FiO_2 < 50$ mmHg 超过 3 小时；② $PaO_2 / FiO_2 <$ 80 mmHg 超过 6 小时；③动脉血 pH < 7.25，$PaCO_2 > 60$ mmHg 超过 6 小时且呼吸频率 > 35 次 / 分；④呼吸频率 > 35 次 / 分时，动脉血 pH < 7.2 且平台压 > 30 cmH_2O；⑤合并心源性休克或者心搏骤停。ECMO 启动时机影响患者预后，大量研究显示 ECMO 最好在呼吸机支持的 7 天内启动，时机太晚救治成功率较低。本例患者采取了严格规范的肺保护性通气策略，仍然不能改善难治性低氧血症，具有 ECMO 支持的强指征，我们在机械通气后的第 3 天果断采取 ECMO 治疗。

危重型新冠感染的 ECMO 支持，需要较强的 ICU 综合技术能力和细致管理。ECMO 支持的目的是让"肺休息"，ECMO 维持患者氧供给的主要负担。呼吸机的设置主要是维持肺泡开放而不过度膨胀，降低跨肺压和驱动压，降低肺所承受的机械能。抗凝管理是 ECMO 支持期间需要重点关注的问题，在防治凝血和出血并发症之间找到一个平衡点，我们的经验是 V-V ECMO 支持期间以最小量的抗凝剂治疗为宜。气道管理在 ECMO 支持中同样重要，为防止气道内分泌物过多和继发感染，需要每日进行俯卧位等体位引流，使用气管镜吸痰，避免吸痰不当导致呼吸道黏膜出血。严格的医院感染预防措施也是关键的一环，尤其是导管相关血流感染，一旦发生则严重威胁患者生命。本例患者经过精细治疗和严格管理，ECMO支持12天，机械通气20天，最终成功脱离呼吸机，最终痊愈出院。

病例点评

呼吸支持是危重型COVID-19病例救治的核心，经过两年多的临床实践，我们已经掌握了部分规律。本例患者通过ECMO支持获得成功救治，提供了一个COVID-19危重型病例救治可以借鉴的范例。COVID-19诊疗过程中，需要密切观察和评估患者的呼吸状况，在重症早期采取清醒俯卧位通气、经鼻高流量氧疗等措施，可以减少有创通气的使用。对于合并重度ARDS的患者，需要尽早进行气管插管和有创机械通气，避免延误治疗时机。目前重度ARDS的呼吸支持的目标，已经不局限于氧合目标的达成，而是更加关注如何减少呼吸支持技术本身对肺和全身其他器官的损害，提出了肺超保护性通气、循环保护性通气和器官保护性镇痛镇静等原则。ECMO支持能够更好地实现"肺休息"，在重度ARDS的抢救中日益受到重视。ECMO支持的临床管理是一个较为复杂的过程，也存在严重并发症的风险，因此，需要掌握合理的适应证和精细临床管理技术。另外，除了呼吸支持技术以外，在COVID-19的药物治疗方面也取得了很多进步，包括抗病毒药物、中和抗体药物、糖皮质激素抗炎治疗，以及阻断炎症因子通路和IL-6相关单克隆抗体等，都已经显示出一定的疗效。将呼吸支持技术和这些药物治疗有机结合，有望改变COVID-19危重型患者救治的不利局面。

【参考文献】

1. World Health Organization：Weekly epidemiological update on COVID-19. [2022-06-22]. https://www. whoint/publications/m/item/weekly-epidemiological-update-on-covid-19-22-June-2022 .

2. HUANG CHAO-LIN，WANG YE-MING，LI XING-WANG，et al. Clinical features of patients infected with 2019 novel coronavirus in Wuhan，China. The Lancet，2020，395（10223）：497-506.

3. MATTHAY MA. ECMO in severe acute respiratory distress syndrome. Lancet Respir Med，2019，7：106-108.

4. 新型冠状病毒肺炎体外膜肺氧合支持治疗专家组 . 新型冠状病毒肺炎体外膜肺氧合支持治疗专家共识 . 中华急诊医学杂志，2020，29（3）：314-319.

5. FRANCHINEAU G，BRECHOT N，HEKIMIAN G，et al. Prone positioning monitored by electrical impedance tomography in patients with severe acute respiratory distress syndrome on veno- venous ECMO. Annals of Intensive Care，2020，10（1）：12.

（郭贺冰　整理）

病例 4
新型冠状病毒感染合并脑炎 1 例

【基本信息】

患者，男性，55 岁，主因"周身不适 7 天，发热 3 天"于 2020 年 1 月 24 日入院。

现病史：患者入院 7 天前从武汉市返回北京后自觉周身不适，浑身酸痛，乏力，纳差，咽干，伴有畏寒，未测体温，无咳嗽、咳痰，自服感冒胶囊和退热药物治疗（具体不详）。3 天前其同行亲属确诊新型冠状病毒感染，患者自测体温 37.7 ℃，腹泻 2～3 次 / 日，稀水便，无腹痛、恶心、呕吐，当晚前往北京某医院就诊，胸部 CT 提示"肺炎"，给予"莫西沙星、奥司他韦和对乙酰氨基酚"治疗，并送检咽拭子进行新冠核酸检测。入院当日自觉上述症状加重，

31

CDC报告新冠病毒核酸阳性，遂转来我院隔离治疗。自发病以来，患者神志清楚，精神弱。

流行病学史：发病前有新冠感染疫情暴发地（武汉）旅居史。

既往史：高血压病史4年，服用硝苯地平缓释片，血压控制可。

【体格检查】

体温 38.9 ℃，脉搏 94 次/分，呼吸 20 次/分，血压 127/75 mmHg，脉搏血氧饱和度（SpO_2）96%，未吸氧。神志清楚，急性病容，查体合作。全身皮肤黏膜颜色正常，无黄染，未见皮疹、淤点、淤斑及皮下出血。全身浅表淋巴结未触及异常肿大，颈软无抵抗。双肺叩诊呈清音，双肺呼吸音清，未闻及干湿性啰音及胸膜摩擦音，心界不大，心率 94 次/分，心律齐，各瓣膜听诊区未闻及病理性杂音。腹部平坦，全腹无压痛及反跳痛，移动性浊音阴性。四肢、关节无异常，活动自如，双下肢无水肿。四肢肌力、肌张力正常。生理性神经反射存在，病理性反射未引出。

【实验室检查】

入院时实验室检测：①血常规：WBC 5.39×10^9/L，NE% 78.80%，LY% 15.00%，LY 0.81×10^9/L，EO% 0，RBC 5.13×10^{12}/L，Hb 150 g/L。CRP 72.3 mg/L。②血生化：电解质 K^+ 3.40 mmol/L，Na^+ 129.0 mmol/L，Cl^- 98.0 mmol/L，GLU 8.70 mmol/L。③动脉血气分析（吸氧浓度 30%）：pH 7.44，$PaCO_2$ 31.2 mmHg，PaO_2 60 mmHg，BE −3 mmol/L，HCO_3^- 21.2 mmol/L，SaO_2 92%。凝血功能 APTT 39.10 s。④咽拭子新冠病毒核酸检测（RT-PCR）：阳性。

脑脊液宏基因测序：检测到 SARS-CoV-2 病毒核酸序列。

【影像学检查】

胸部 CT 扫描：病程 1 周左右，肺部 CT 以多叶多段磨玻璃影为

主，以胸膜下为著。上述病变范围逐渐扩大，密度逐渐升高。病程
2 周左右进展为大片实变影。病程第 3 周实变影逐渐吸收，范围明显
缩小。病程 4 周后大部分病变已经消散吸收，遗留少许索条和微结
节样改变（图 4-1）。

头颅影像学检查见图 4-2。

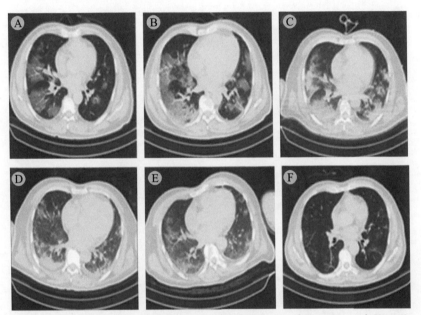

A. 病程 7 天；B. 病程 10 天；C. 病程 15 天；D. 病程 20 天；E. 病程 25 天；F. 病程 30 天。

图 4-1　胸部 CT 扫描

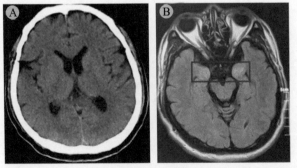

A. 1 月 31 日（发病第 14 天）的脑 CT 扫描显示无异常的高或低密度影；B . 5 月 5 日（患病第
81 天）出院后的脑 MRI 扫描显示双侧颞叶及海马区异常（红框）。

图 4-2　头颅影像学检查

【诊断】

新型冠状病毒感染（危重型），病毒性脑炎，急性呼吸窘迫综合征，细菌性肺炎，应激性溃疡出血，高血压。

【诊疗经过】见图 4-3。

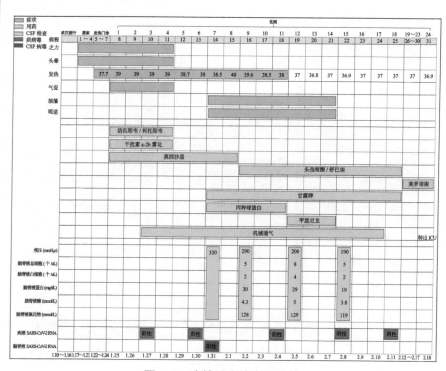

图 4-3　病情动态演变及治疗

1. 入院治疗

患者收入感染内科隔离病房，给予洛匹那韦/利托那韦（500 mg，每日 2 次）口服，雾化吸入干扰素 α-2b（500 万单位，每日 2 次）抗病毒；静脉滴注莫西沙星 0.4 g/d 抗细菌。入院时存在急性Ⅰ型呼吸衰竭，给予鼻导管吸氧治疗。症状未改善，持续高热，呼吸困难加重。

2. 呼吸支持

病程第 10 天呼吸衰竭加重，胸部 CT 示病变范围增大和部分实变。转入 ICU 病房，给予 HFNC，气流量为 50 L/min，氧浓度为90%，但患者仍明显呼吸窘迫，呼吸频率为 50 次 / 分，SpO_2 在 85%左右，氧合指数 80～110 mmHg。考虑急性呼吸窘迫综合征（重度），立即经口气管插管和有创机械通气，实施肺保护性通气策略，结合俯卧位通气。3 天后氧合状况逐渐改善，氧合指数升至 150 mmHg 左右。降低镇静深度，实施唤醒，发现患者神经系统异常。

3. 神经系统异常及处置

病程第 14 天，降低镇静深度后，发现患者频繁出现颌面部肌肉痉挛，伴有持续呃逆。体格检查示颈部强直，双侧瞳孔等大，直径 3 mm，对光反应迟钝，四肢肌张力增高，双膝腱反射亢进，双侧巴宾斯基征阳性，踝关节痉挛。行腰穿检查，测脑脊液压力＞330 mmH_2O，脑脊液外观透明无色。行脑 CT 检查，未见明显异常（图 4-2A）。考虑病毒性脑炎或自身免疫性脑炎可能性大，给予输注大剂量人免疫球蛋白 20 g/d、连续 5 天，20% 甘露醇 250 mL，6 小时一次静脉滴注控制颅内压，氯丙嗪控制频繁打嗝，咪达唑仑泵入控制痉挛发作。3 天后复查腰穿，脑脊液压力下降至 290 mmH_2O，脑脊液细胞数 5/mL，蛋白 30 mg /mL，葡萄糖 4.3 mmol/L。给予静脉滴注甲泼尼龙 500 mg/d、连续 3 天。随后，患者呃逆消失，体温恢复正常。病程 20 天，停止镇静，患者意识恢复，未再出现癫痫样症状。

【转归及随访】

机械通气 14 天后，肺部病变改善。于发病第 24 天拔除气管插管，第 32 天出院。出院 2 个月后复查脑 MRI，显示海马及双侧颞叶高信号影，可能提示病变（图 4-2B）。患者出院后无认知及记忆障碍。

病例分析

2020年1月世界卫生组织将在中国武汉发现的新型冠状病毒命名为SARS-CoV-2，是新发现的一种人类冠状病毒，主要侵犯人类的呼吸系统，目前神经系统的影响也受到极大的关注。在2020年COVID-19疫情初期，我们并不知道该病毒是否可以导致中枢神经系统感染，本例患者的诊断较早地证明了SARS-CoV-2对神经系统的危害。经过治疗患者痊愈恢复，未出现明显后遗症。

冠状病毒包括一大类病毒，既往已知的HCoV-OC43、HCoV-229E和SARS-CoV和MERS-CoV等病毒，感染后可引起中枢神经系统病变，并可在脑组织中检测到病毒核酸。这些患者在临床上可表现为头晕、头痛、恶心、呕吐、意识障碍、急性脑血管病、共济失调、癫痫发作等。SARS-CoV-2与上述病毒的基因序列存在很大相似性，理论上也可以造成中枢神经系统感染。目前公认SARS-CoV-2侵入细胞的途径，是通过与细胞表面的血管紧张素转换酶2受体（angiotensin converting enzyme 2，ACE2）结合，从而进入人体细胞。大脑中许多类型的细胞如神经元和神经胶质细胞，均有ACE2受体的表达，因此，SARS-CoV-2感染脑细胞是有可能的。

体外实验表明SARS-CoV-2可感染人的神经前体，SARS-CoV-2感染损伤脉络膜丛上皮而致渗漏，重要的大脑屏障被破坏。病原体、免疫细胞和细胞因子因此而进入中枢神经系统。若干病例报告和验尸报告显示：死亡患者脑脊液和脑组织中有SARS-CoV-2感染的证据。43例COVID-19患者尸检显示，14%的患者发生局部缺血性病变，而86%的患者在所有评估区域均有星形胶质细胞增生，活化的小胶质细胞和细胞毒性T淋巴细胞浸润在脑干、小脑和脑膜最为明显。79% 的患者出现细胞毒性 T 淋巴细胞的浸润。1 例患者脑脊液 SARS-CoV-2 的 RT-PCR 检测显示阳性，伴有神经系统脱髓鞘症状。

目前 RT-PCR 是检测 SARS-CoV-2 最常用的方法，因为它具有特异性高、快速和经济的特点。然而，RT-PCR 在临床评估中假阴性率高。在 61 份可疑 COVID-19 样本中，22 份检测结果为阴性或 RT-PCR 不确定，但测序鉴定为阳性。因此，测序在病毒识别中，具有很大的应用潜力。本例患者的 CSF 测序发现 SARS-CoV-2 完整序列的存在，未发现其他病原体核酸，支持本例患者中枢神经系统中存在该病毒。

本例患者存在颌面部抽搐、顽固性呃逆、颅内压明显升高、颈强直、双侧巴宾斯基征阳性等，提示脑实质损害较为明显。头部影像检查可以排除脑血管疾病，CSF 的表现符合无菌性脑炎特征。因此，临床考虑病毒性脑炎的可能性很大。但是，并非所有的 COVID-19 患者神经系统的症状是都是由于病毒的直接作用。病毒感染或其他因素引起自身免疫性紊乱，可以导致自身免疫性脑病，但从临床表现上无法与病毒性脑炎进行鉴别。本例患者因为涉及疫情控制，未能进行 CSF 自身抗体相关检测，当时正在机械通气，无法进行磁共振检查。因此，本患者不能排除自身免疫性脑炎。

本例患者经过大剂量免疫球蛋白和激素冲击治疗，结合控制脑水肿和镇静等脑保护支持，最终痊愈，可以为其他类似病例的治疗提供一定的借鉴。我们的病例证实了 SARS-CoV-2 可以入侵中枢神经系统，提醒临床医生要密切关注 COVID-19 患者的中枢神经系统症状，及时发现和治疗。

病例点评

随着新冠感染的研究不断深入，SARS-CoV-2病毒可以侵犯多种组织器官，具有广泛的组织嗜性，已经达成共识。但在疫情流行的早期，我们及时发现本例患者的神经系统异常，开展相关检查和研究，通过宏基因测序，证明了SARS-CoV-2可以侵犯中枢神经系统，并提出SARS-CoV-2可能导致病毒性脑炎的假说，而且进行了报道，将大家对COVID-19的关注视野拓展到更广的领域。经过两年多来国内外的研究发现，SARS-CoV-2的神经系统危害比较常见，嗅神经损害导致的嗅觉丧失、新冠患者急性期和恢复期出现多种神经精神异常，越来越受到关注。尤其是COVID-19恢复期患者存在的新冠后（Post COVID-19）及长新冠（long COVID-19）状态，这些患者中很大一部分都表现为恐惧、焦虑、失眠、癫痫和脑雾等神经精神症状。尽管我们已经对COVID-19有了很多了解，但仍有很多问题等待解答，其中COVID-19的中枢神经系统损害，尤其是慢性神经系统改变，都需要进一步研究和探索。

【参考文献】

1. HUANG C，WANG Y，LI X，et al. Clinical features of patients infected with 2019 novel coronavirus in Wuhan，China. The Lancet，2020，395：497–506.

2. MORIGUCHI T，HARII N，GOTO J，et al. A first case of meningitis/encephalitis associated with SARS-Coronavirus-2. Int J Infect Dis，2020，94：55–58.

3. DING H，YIN S，CHENG Y，et al. Neurologic manifestations of nonhospitalized patients with COVID-19 in Wuhan，China. Med Comm，2020，1：253–256.

4. ZHANG BZ，CHU H，HAN S，et al. SARS-CoV-2 infects human neural progenitor cells and brain organoids. Cell Res，2020，30：928–931.

5. ELLUL MA，BENJAMIN L，SINGH B，et al. Neurological associations of COVID-19. Lancet Neurol，2020，19：767–783.

6. XIANG P，XU X，LU X，et al. Case report：identification of SARS-CoV-2 in cerebrospinal fluid by ultrahigh-depth sequencing in a patient with Coronavirus Disease 2019 and neurological dysfunction. Frontiers in Medicine，2021，8：629828.

（郭贺冰　整理）

病例 5
危重型甲型 H1N1 流感 1 例

病历摘要

【基本信息】

患者，男性，14 岁，学生，因"发热伴咳嗽、咳痰 9 天，呼吸困难 4 天"急诊入院。

现病史：患者 9 天前受凉后出现发热，伴畏寒、寒战，体温最高达 40℃，咽喉肿痛，咳嗽，咳黄色黏痰，无恶心、呕吐。自服药物治疗（具体不详），症状无改善，体温无下降。4 天前出现呼吸困难，就诊于某医院，查动脉血气分析：pH 7.499、$PaCO_2$ 18.9 mmHg、PaO_2 55.6 mmHg、SaO_2 91.4%。胸部 CT 示双肺大面积高密度影，甲型流感病毒抗原（+），诊断为肺炎、Ⅰ型呼吸衰竭，给予亚胺培南、万古霉素和奥司他韦抗感染，给予气管插管和呼吸机支持。住院期间患者出现血压下降，最低 70/40 mmHg，遂转入我院 ICU 救治。

既往史和个人史：平素体健，否认慢性疾病、外伤及手术史，无输血及过敏史，无传染病病史和传染病患者接触史。无烟酒等不良嗜好。

【体格检查】

体温 38 ℃，脉搏 118 次 / 分，呼吸 19 次 / 分，血压 101/59 mmHg，SpO_2 93%（FiO_2 0.95）。镇静状态：RASS –4 分。颜面部及胸前部皮肤潮红，压之可褪色，全身皮肤巩膜无黄染，未见皮疹，未见淤点、淤斑及皮下出血。皮下有握雪感，全身浅表淋巴结未触及异常肿大。双侧瞳孔等大等圆，直径 2 mm，双侧瞳孔对光反射灵敏。经口气管插管，呼吸机辅助通气，双肺叩诊呈浊音，双肺呼吸音粗，可闻及双肺散在干湿啰音，未闻及胸膜摩擦音。心率 118 次 / 分，心律齐，各瓣膜听诊区未闻及病理性杂音。腹部平坦，肝、脾、胆囊未触及，移动性浊音阴性。双下肢无水肿，肌张力正常，双侧巴宾斯基征阴性。

【辅助检查】

血常规：WBC $10.6 \times 10^9/L$，NE% 90.4%，PLT $117 \times 10^9/L$，Hb 88 g/L。动脉血气分析（FiO_2 0.95）：pH 7.499，$PaCO_2$ 18.9 mmHg，PaO_2 55.6 mmHg，BE –8.8 mmol/L，HCO_3^- 14.4 mmol/L，SaO_2 91.4%，PaO_2/ FiO_2 58.5 mmHg。超声心动图：左室增大，左室壁运动普遍减低，左心功能减低，左室射血分数（LVEF）35%。

胸部 X 线动态改变：①入院第 3 天：床边胸片提示两肺感染，左侧气胸（压缩 40%），双侧颈部及左侧胸壁皮下气肿，纵隔气肿可能性大。②入院第 5 天：胸片提示右侧气胸，左侧气胸较前好转，双侧颈部皮下气肿，双肺感染。③入院第 7 天：胸部 X 线提示双侧气胸，右侧气胸较前增加（50%），左侧较前减少，双肺感染。④入院第 16 天：胸部 CT 提示气胸引流术术后，左侧液气胸，两肺内感染性病变，双肺门影增大，心影增大。⑤入院第 22 天：胸部 CT 提示左侧液气胸引流术后，左侧液气胸好转，两肺内感染性病变较前吸收好转。⑥入院第 31 天：胸部 CT 提示两肺感染性病变较前明显好转，气胸消失，右侧肋胸膜增厚。

【诊断】

甲型 H1N1 流行性感冒，病毒性肺炎，急性呼吸窘迫综合征（重度），脓毒症休克，细菌性肺炎，侵袭性肺曲霉菌病，双侧气胸，皮下气肿，胸腔积液，病毒性心肌炎，感染性心内膜炎，急性心功能不全，心包积液，急性肝损害，贫血。

【诊疗经过】

1. 一般治疗

呼吸道隔离，加强呼吸功能和血流动力学监测，给予营养支持等。

2. 呼吸支持

患者在外院已经出现呼吸衰竭，并给予有创机械通气。入我院时氧合指数 < 100 mmHg，结合胸部 CT 显示双肺不均一磨玻璃影及实变，可明确诊断重度 ARDS。入院时已经发现左侧气胸和皮下气肿，患者存在呼吸机相关肺损伤。立即采取如下呼吸支持方案。

（1）机械通气：给予深度镇静和肌松，抑制自主呼吸，降低氧耗，避免人机对抗。按照肺保护通气策略，小潮气量和控制跨肺压，呼吸机设置为容量控制通气（VCV）模式，FiO_2 0.7，PEEP 13 cmH_2O，Vt 480 mL（6 mL/kg PBW）。1 小时后复查动脉血气分析 pH 7.401，$PaCO_2$ 57.2 mmHg，PaO_2 72 mmHg，BE 8 mmol/L，HCO_3^- 35.6 mmol/L，SaO_2 94%，PaO_2/FiO_2 103 mmHg。氧合状况得到改善，

笔记

存在轻度二氧化碳潴留，在允许性高碳酸血症的安全范围之内。同时，加强气道管理，予以翻身拍背、雾化解痉，促进痰液排出。治疗 3 天后，患者肺功能未见改善，气胸和皮下气肿有加重趋势，评估单纯机械通气可能进一步加重呼吸机相关肺损伤。

（2）静脉 – 静脉体外膜氧合（V-V ECMO）治疗：患者重度 ARDS，机械通气中出现气胸及皮下气肿，经过 3 日严格的肺保护性通气支持，肺功能未见好转，气胸表现加重，具有 V-V ECMO 支持指征。入院第 3 天建立右侧颈内静脉和股静脉通路，开始 V-V ECMO 支持。ECMO 设置：血流量 4 L/min，气流量 4 ~ 4.5 L/min，氧浓度 100%。ECMO 运行过程中，持续泵入肝素（全身肝素化），ACT 目标 160 ~ 180 s，APTT 目标 50 ~ 70 s，间断输注红细胞悬液，保证血红蛋白在 90 g/L 以上。

ECMO 期间实施肺超保护策略，达到"肺休息"的目的。呼吸机设置为压力控制通气（PCV）模式，氧浓度降至 40%，呼吸频率 12 ~ 15 次 / 分，ΔP 10 cmH$_2$O，PEEP 10 cmH$_2$O，Vt 波动在 200 mL 左右。V-V ECMO 支持后，患者 SpO$_2$ 迅速回升至 95%，根据血气分析情况继续降低呼吸机吸入氧浓度。

随着病情缓解，气漏闭合，肺功能明显改善。ECMO 支持第 10 天，进行 ECMO 撤机试验，第 11 天成功撤除 ECMO。入院第 14 天，脱离呼吸机并拔除气管插管，过渡到鼻导管氧疗。

（3）气胸处理：入院后完善胸部影像学检查，提示存在左侧气胸，肺压缩范围较小。入院第 5 天，胸部影像学提示出现右侧气胸，压缩面积较小，循环、呼吸稳定，未处理。入院第 7 天，发现右侧气胸，右肺压缩约 50%，左侧胸腔积气未见增多。具有胸腔穿刺引流指征，先停止肝素抗凝 2 小时后，行右侧胸腔穿刺和闭式引流。

入院第 8 天，发现左侧气胸加重，左肺压缩 40%，行左侧胸腔闭式引流。入院第 9 天，胸片示双侧肺已复张，颈胸部皮下气肿消退，引流管内未再见气体引出。入院第 14 天拔除右侧胸腔引流管，入院第 20 天拔除左侧胸腔引流管。

3. 抗感染

入院时流感肺炎明确，存在较多脓性痰液，考虑并发细菌性肺炎。入院后给予帕拉米韦抗流感病毒、哌拉西林钠他唑巴坦钠抗细菌。治疗 4 天，患者血象持续升高，体温仍间断升高。考虑耐甲氧西林革兰氏阳性球菌感染可能，加用万古霉素抗感染。入院第 5 天，超声心动图提示二尖瓣赘生物，考虑感染性心内膜炎，调整抗生素为头孢哌酮舒巴坦、阿米卡星和万古霉素联合治疗。次日痰培养结果为甲氧西林敏感金黄色葡萄球菌。抗生素调整后，体温、血象及炎症指标逐渐下降。后期发生了呼吸机相关肺炎，根据临床和微生物学证据，调整抗感染方案，肺部感染治愈。住院期间的主要治疗和血象动态变化详见图 5-1。

4. 循环支持

患者入院时肺部感染明确，伴有血压下降，血乳酸升高，SOFA 评分 > 2 分，脓毒症休克诊断明确。治疗上：①留取血培养和痰培养，入院 1 h 内给予经验性抗感染治疗，后根据临床及微生物检测结果调整为目标治疗；②采取保守性液体复苏策略：患者入院时存在严重肺水肿和心功能不全，积极开展有创性血流动力学监测和超声评估，根据容量反应性指导液体复苏，避免液体过负荷；③血管活性药物：早期给予去甲肾上腺素泵入维持平均动脉压至 65 mmHg 以上，保证重要组织器官有效灌注（图 5-1）。

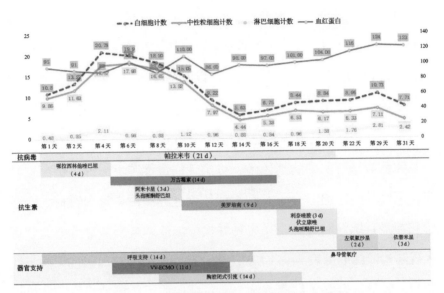

图 5-1　住院期间的主要治疗和血象动态变化

【转归及随访】

经过上述治疗 28 天后，患者神志清楚，精神、食欲正常。查体：HR 95 次 / 分，R 20 ～ 24 次 / 分，BP 120/80 mmHg，SpO_2 99%（未吸氧）。双肺呼吸音粗，心律齐，腹软，无压痛及反跳痛。周身无水肿。患者病情稳定转入普通病房进一步治疗。于普通病房继续治疗 10 天后好转出院。

出院后 3 个月患者复查胸部 CT：双肺弥漫性磨玻璃密度斑片影较前明显吸收，双肺散在斑片实变伴空洞、条索，空洞较前闭合，实变范围较前缩小。

病例分析

甲型流感病毒是全球性危害极大的呼吸道感染病原体，可引起世界性的大流行。甲型 H1N1 流感病毒是 2009 年新出现的流感病毒

45

变异株，导致了全球性大流行，也是近年来流感流行季的主要病毒类型之一。甲型 H1N1 流感的重症病例主要发生在 65 岁及以上老人、5 岁以下（尤其是 2 岁以下）儿童，以及孕晚期妇女和具有慢性基础疾病的患者。但是青壮年人群发生重症流感肺炎及死亡也屡见不鲜，本例患者就是典型的青少年危重型流感病例。

重症流感病例的病情凶险，可出现病毒性肺炎、继发细菌性肺炎、急性呼吸窘迫综合征、脓毒症休克、弥漫性血管内凝血、心血管和神经系统等肺外表现及多种并发症。流感重型与危重型的临床表现和诊断标准见表 5-1。本例患者在起病 1 周左右即出现了病毒性肺炎，较早就合并了细菌性肺炎，对肺造成了严重的损伤，在机械通气过程中发生了双侧气胸和皮下气肿，发生了重度 ARDS。循环功能严重障碍也是本病例的另外一个特点，出现了较严重的感染性心内膜炎和心功能不全，入院前发生了脓毒症休克。上述因素叠加在一起，导致患者病情危重，呼吸支持和循环支持都十分困难，死亡风险极高。

表 5-1　流感重型与危重型的临床表现和诊断标准

重型	危重型
1. 持续高热 > 3 天 2. 剧烈咳嗽、咳脓痰、血痰或胸痛 3. 呼吸困难，频率快，口唇发绀 4. 神智改变：躁动、嗜睡、惊厥、反应迟钝等 5. 严重呕吐、腹泻，出现脱水表现 6. 影像学有肺炎征象 7. 心肌酶水平迅速增高 8. 原有基础疾病明显加重 出现以上情况之一者为重症病例	1. 呼吸衰竭 2. 脓毒症休克 3. 多器官功能不全 4. 出现其他需进行监护治疗的严重临床情况 符合上述其中之一者为危重病例

本例患者入院后即给予帕拉米韦抗病毒和抗生素治疗。帕拉米韦是流感病毒的神经氨酸酶抑制剂，可以有效抑制病毒复制和减轻流感病情，尽可能在发病 48 小时内给药。流感重症病例的早期，主

要表现为病毒性肺炎，不需要抗生素治疗。但是，重症流感可导致呼吸道抵抗力下降，容易继发细菌性肺炎，本例患者病程早期即出现脓性痰液，提示存在细菌性肺炎，另外患者出现了脓毒症休克，早期经验性合理使用抗生素至关重要。

本例患者的呼吸衰竭和循环障碍严重危及患者生命，机械通气和 ECMO 的应用在救治中发挥了重要作用。患者入院时存在严重呼吸衰竭、气胸和脓毒症休克，积极进行了脓毒症休克的救治和严格的肺保护性通气。在常规呼吸支持效果不佳的情况下，及时启动了 VV-ECMO 支持，为扭转病情发挥了重要作用。在高强度的生命支持技术支撑下，经过细致的重症支持医疗和护理，最终患者获得生存。

📋 病例点评

据世界卫生组织报告，每年季节性流感在全球可导致 300 ～ 500 万例重症病例，29 ～ 65 万人死亡。非重症流感的救治并不复杂，只需做好早休息、早隔离和对症治疗。诊疗的关键是识别重症病例的高风险人群和重症流感的早期预警因素，对于这类患者，要尽早给予奥司他韦等神经氨酸酶抑制剂治疗，从而降低重症发生。而对于重症流感病例，除了抗病毒治疗和合理使用抗生素防治继发感染外，更重要的是做好以呼吸衰竭为重点的器官支持。需要及时实施机械通气，避免时机太晚增加治疗难度和并发症的发生。流感重症肺炎患者肺内血管通透性显著增加，血管渗漏严重，肺间质和肺泡内存在显著的渗出性肺水肿，机械通气需要维持较合理的 PEEP，控制平台压及驱动压，避免反复负压吸痰，避免过强自主呼吸引起肺损伤加重，切实做到合理镇静和肌松，严格落实肺保护性通气策略。

ARDS 合并脓毒症休克或低血压时，实施保守性的液体管理策略，早期使用升压药物维持目标血压，避免液体过负荷对心肺的不利影响。对于重度 ARDS 患者，避免一味使用过高的呼吸机条件，而要考虑及时采取 ECMO 支持，进行超保护性肺通气，真正做到"肺休息"。这也正是该病例提供给我们的经验和教训。

【参考文献】

1. 甲型 H1N1 流感诊疗方案（2009 年第三版）. 中华危重症医学杂志（电子版），2009，2（1）：19-24.

2. HEROLD S，BECKER C，RIDGE K M，et al. Influenza virus-induced lung injury：pathogenesis and implications for treatment. Eur Respir J，2015，45（5）：1463-1478.

3. GRIFFITHS M J D，MCAULEY D F，PERKINS G D，et al. Guidelines on the management of acute respiratory distress syndrome. BMJ Open Respiratory Research，2019，6（1）：e000420.

4. SARDA C，PALMA P，RELLO J. Severe influenza：overview in critically ill patients. Curr Opin Crit Care，2019，25（5）：449-457.

（杜春静　整理）

病例 6
重症甲型 H1N1 流感肺炎合并右髂总动脉血栓 1 例

病历摘要

【基本信息】

患者，男性，46岁。因"咳嗽7天，发热6天，加重伴气短2天"入院。

现病史：患者7天前受凉后出现剧烈咳嗽，干咳，无痰。次日出现发热，体温最高39.8℃，伴咽痛、乏力、腹泻，排水样便2次，于外院住院治疗，胸部CT提示肺炎，予"莫西沙星、阿奇霉素、头孢尼西"抗感染，效果不佳。2天前仍有发热，咳嗽加重，伴胸闷、气短，外院查甲流阴性，柯萨奇病毒、呼吸道合胞病毒、支原体、衣原体、腺病毒抗体均阴性，复查胸部CT提示双肺多肺叶渗出及间质病变。因呼吸困难较前加重，为进一步治疗而收入我院感染科。

既往史：10 年前因外伤骨折（右股骨）手术治疗，术中输血。高血压病史 10 年，最高血压 160/100 mmHg，口服马来酸左旋氨氯地平 1.25 mg，每日 1 次治疗，血压控制较理想；冠心病病史 1 年，未治疗。发现血糖异常 5 天。

个人史：饮酒史 20 年，每日平均约 100 g（乙醇）。否认吸烟史。

入院后查甲型 H1N1 流感病毒核酸阳性，PaO_2/FiO_2 210 mmHg，诊断甲型 H1N1 流感重型，予帕拉米韦抗病毒、伏立康唑覆盖真菌、头孢曲松抗细菌治疗；面罩吸氧。入院第 2 天患者呼吸困难进一步恶化，储氧面罩吸氧，氧流量 10 L/min，呼吸频率＞30 次 / 分，SpO_2 ＜ 93%，PaO_2/FiO_2 171 mmHg。复查胸部 CT 提示肺部病变进展，以呼吸衰竭加重转入 ICU 抢救治疗。

【体格检查】

体温 40℃，脉搏 110 次 / 分，血压 151/86 mmHg，储氧面罩吸氧，氧流量 10 L/min，呼吸频率 32 次 / 分，SpO_2 92%。BMI 29.4 kg/m^2。神志清楚，精神差，口唇无明显发绀；呼吸急促，未见三凹征，双肺呼吸音粗，双肺底闻及细湿啰音，少许干鸣音；腹软，饱满，肠鸣音可；四肢运动正常，病理征阴性。

【辅助检查】

入 ICU 当日辅助检查结果：

动脉血气分析（储氧面罩吸氧，氧流量 10 L/min）：pH 7.463，PCO_2 30.3 mmHg，PO_2 106 mmHg，BE 0 mmol/L，HCO_3^- 21.7 mmol/L，SpO_2 98%，Lac 1.36 mmol/L，PaO_2/FiO_2 171 mmHg。

血常规：WBC 12.58×10^9/L，NE% 84.81%，Hb 136.00 g/L，PLT 170.00×10^9/L。CRP 150.0 mg/L。

PCT：0.14 ng/mL，G- 试验：167.0 pg/mL。

血生化：Na^+ 137.4 mmol/L，K^+ 3.21 mmol/L，CI^- 103.2 mmol/L，Mg^{2+} 0.93 mmol/L，Ca^{2+} 2.04 mmol/L，P 0.50 mmol/L，UREA 2.79 mmol/L，Cr 51.3 μmol/L，ALT 37.7 U/L，AST 135.8 U/L，TBIL 8.8 μmol/L，DBIL 4.3 μmol/L，ALB 35.3 g/L，LDH 1026.0 U/L，CK 3051.7 U/L，CK-MB 46.2 U/L，HBDH 780 U/L。

凝血功能：PT 13.40 s，INR 1.24，PTA 74.00%，TT 14.7 s，APTT 25.90 s，Fb 416.00 mg/dL，D- 二聚体 19.97 mg/L，FDP 38.68 μg/mL。

hsTnI 0.008 ng/mL，BNP 40.00 pg/mL。

甲型 H1N1 流感病毒核酸阳性。

胸部 CT：可见双肺多肺叶渗出实变及间质病变，磨玻璃影。

下肢血管超声：双下肢动脉未见明显异常、双下肢深静脉未见明显血栓形成。

入 ICU 第 2 天复查血管超声：双下肢静脉正常，右下肢股动脉血流速度明显下降，15 cm/s，管壁略显毛糙，腘动脉以下血流消失，左侧下肢动脉血流正常，腹主动脉未见异常，怀疑右股或右髂动脉闭塞。

入 ICU 第 3 天完善右下肢血管增强 CT 检查（图 6-1）：腹主动脉、双侧髂动脉粥样硬化斑块形成，右侧髂总动脉、右侧髂内动脉和右侧部分髂外动脉血栓形成。

入 ICU 第 4 天下肢血管造影：右侧髂总动脉起始端闭塞，至右侧髂外动脉股动脉交界处。

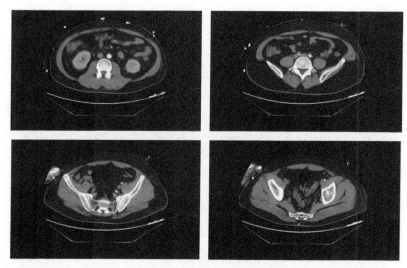

图 6-1　右下肢血管增强 CT

【诊断】

甲型 H1N1 流感肺炎（危重型），呼吸窘迫综合征（中度），肺部真菌感染，细菌性感染，高血压，冠状动脉粥样硬化性心脏病，右侧髂总动脉血栓。

【诊疗经过】

患者起病于流感流行季节，发热、咳嗽、呼吸困难为主要表现，胸部影像见双肺浸润表现，H1N1 核酸阳性，伴低氧性呼吸衰竭，机械通气 PEEP $\geq$ 5 cmH$_2$O，PaO$_2$/FiO$_2$ < 200 mmHg，甲型 H1N1 流感肺炎（危重型）、呼吸窘迫综合征（中度）诊断明确。患者入院时 G-试验阳性，痰培养为烟曲霉，并发肺部真菌感染；患者发病初期表现为干咳，气管插管后见气道内淡血性分泌物，住院期间出现脓性痰液，多次痰培养为铜绿假单胞菌，继发细菌性肺炎。

患者入 ICU 第 2 天，诉右下肢麻木，当晚发现患者右膝关节以下皮肤花斑，皮温偏低，右足背动脉搏动明显减弱。复查下肢血管超声显示右股动脉管壁毛糙，血流显著减慢，远端血流消失，经增

笔记

强 CT 及下肢血管造影明确右侧髂总动脉闭塞。患者右下肢疼痛明显，膝关节以下皮肤发绀发黑，并呈加重趋势，考虑急性血栓形成致右下肢远端缺血坏死。

给予以下治疗。

（1）一般治疗：呼吸道隔离；监护；鼻饲营养，每日 20～35 kcal/kg、蛋白质 1.5 g/kg；监测血糖，目标血糖 8～10 mmol/L。

（2）呼吸支持：转入时应用储氧面罩氧疗，次日氧合继续下降，予气管插管、呼吸机支持，实施小潮气量肺保护通气策略；实施俯卧位通气改善氧合；体位引流、气管镜下吸痰、肺部物理治疗防治呼吸机相关肺炎。经过 58 天机械通气成功撤机并祛除人工气道。

（3）抗感染方案：给予帕拉米韦抗流感病毒治疗，经验性应用头孢他啶、伏立康唑。住院期间微生物培养结果见表 6-1。根据痰 / 肺泡灌洗液、皮肤组织渗出液培养结果——烟曲霉、鲍曼不动杆菌、铜绿假单胞菌、屎肠球菌调整抗感染方案。烟曲霉：继续应用伏立康唑；鲍曼不动杆菌：多黏菌素 B 联合美罗培南；铜绿假单胞菌：头孢哌酮舒巴坦、头孢他啶联合阿米卡星、美罗培南联合阿米卡星；屎肠球菌：先后应用利奈唑胺、万古霉素、替加环素治疗。

表 6-1　住院期间微生物培养结果

标本来源	第 7 天	第 11 天	第 17 天	第 24 天	第 26 天	第 31 天	第 46 天
痰培养		烟曲霉菌	鲍曼不动杆菌		铜绿假单胞菌	铜绿假单胞菌	铜绿假单胞菌
血培养	缓慢葡萄球菌						
脓液培养				屎肠球菌	铜绿假单胞菌		

（4）血栓预防及治疗：患者入院时化验 D- 二聚体明显升高，血管超声未发现静脉血栓，予依诺肝素钠 4000 IU，每日 1 次，皮下注射预防静脉血栓栓塞。患者住院期间出现右下肢麻木不适，皮肤

花斑，复查血管超声怀疑右股或右髂动脉栓塞，予以治疗量低分子肝素抗凝（5000 IU，每日 2 次），予前列腺素改善微循环。血管增强 CT 检查发现右侧髂外动脉血栓形成，进行右下肢血管造影，术中发现右侧髂总动脉起始端开始闭塞，至右侧髂外动脉股动脉交界处，植入覆膜支架，远端股动脉及股浅动脉血流恢复，血管再通。术后给予阿司匹林抗血小板、瑞舒伐他汀稳定斑块治疗。介入治疗使股动脉及股浅动脉实现了血管再通，但由于缺血时间较长，患者膝关节以下皮肤、肌肉组织逐渐坏死，并有继发感染倾向，骨科会诊后建议截肢。于血栓形成后第 4 天全身麻醉下行右下肢截肢术，于膝关节上 3 cm 处截肢。术后伤口感染，有大量脓性渗出液并形成脓腔，行伤口切开引流、盐水冲洗、持续引流，最终治愈。

【转归及随访】

经过约 2 个月 ICU 治疗后患者病情稳定，转回感染科继续功能康复锻炼。半年后安装义肢，随访 2 年，患者一般状态良好，生活自理，肺部影像及肺功能检测无明显异常。

病例分析

患者入院时 1，3-β-D 葡聚糖试验（G- 试验）阳性，提示真菌感染可能，尽管影像上缺乏侵袭性肺曲霉菌的典型表现，因病情危重，予以伏立康唑抢先治疗，培养结果证实为烟曲霉感染。研究发现甲型流感与曲霉菌感染具有一定相关性，并发真菌感染危险因素有男性、老年、病情危重、免疫缺陷等。中日友好医院曹彬教授团队针对 2009 年 11 月至 2016 年 5 月共 7 个流感季流感后曲霉菌感染开展一项单中心回顾性研究，发现流感发病高峰与相应年度曲霉菌感染趋势具有一致性，曲霉菌感染率为 31%，病死率为 59%。该患者真菌感染发生在流感肺炎初期，考虑为社区获得性感染，追溯病史发现患者平素喜欢侍弄花草及饲养鹦鹉，可能与此有关。

另一个主要问题为髂总动脉血栓形成致下肢缺血坏死。目前的研究发现，呼吸道感染病毒，如甲型流感病毒和冠状病毒感染均可导致血管事件和血栓风险增加。一项研究发现，与非 H1N1 流感导致的急性呼吸窘迫综合征患者相比，H1N1 甲型流感患者静脉血栓形成的发生率更高（44% *vs.* 29%）。研究也发现甲型流感感染与严重的心血管事件有关，在流感感染 7 天内观察到急性心肌梗死的风险增加。病毒感染可以激活凝血系统，组织因子在多种细胞中被诱导，导致弥漫性血管内凝血和血栓形成。D- 二聚体升高与疾病进展的高风险相关。本例患者肥胖，有右下肢骨折史，存在高血压、冠心病等基础疾患，炎症反应明显，可能为多因素诱发了髂总动脉的血栓形成。

病例点评

病毒感染所致脓毒症不仅表现为免疫反应失调，还可能导致内皮细胞损伤、出凝血功能紊乱。对于重症患者进行血栓栓塞风险评估成为临床常规，以预防深静脉血栓及肺栓塞，但对动脉血栓的发生常常缺少足够的警惕性。该患者早期表现为右下肢麻木，数小时后出现皮肤花斑，复查血管超声提示动脉血栓可能，但由于肺部病变严重，呼吸机支持条件较高，延误了血管开通时机，导致下肢坏死而截肢。临床上对于 D- 二聚体、纤维蛋白原降解产物显著升高的患者应予以密切关注。目前对于脓毒症患者使用抗血小板或他汀类药物治疗尚缺少循证证据，但对于动脉血栓事件高风险人群，如高血压、动脉粥样硬化基础等患者是否可能获益还需要临床研究进一步验证。

【参考文献】

1. MICELI M H, KAUFFMAN C A. Aspergillus galactomannan for diagnosing invasive aspergillosis. JAMA, 2017, 318（12）: 1175-1176.

2. MACKMAN N, GROVER S P, ANTONIAK S. Tissue factor expression, extracellular vesicles, and thrombosis after infection with the respiratory viruses influenza A virus and coronavirus. J Thromb Haemost, 2021, 19（11）: 2652-2658.

3. AVNON L S, MUNTEANU D, SMOLIAKOV A, et al. Thromboembolic events in patients with severe pandemic influenza A/H1N1. Eur J Intern Med, 2015, 26（8）: 596-598.

4. MCCARTHY Z, XU S, RAHMAN A, et al. Modelling the linkage between influenza infection and cardiovascular events via thrombosis. Sci Rep, 2020, 10（1）: 14264. a.

（张铭，王宏宇　整理）

病例 7
ECMO 救治先天性心脏病合并危重型甲型 H1N1 流感 1 例

病历摘要

【基本信息】

患者，男性，23 岁，主因"发热 5 天，伴呼吸困难 1 天"急诊入院。

现病史：患者入院前 5 天，无明显诱因出现发热，体温最高39.1℃，无明显畏寒、寒战，无头晕、头痛、恶心、呕吐等症状。4 天前在当地诊所诊断为肺部感染，口服头孢克肟等治疗。患者仍持续高热，咳嗽、咳白色稀薄痰。1 天前出现明显呼吸困难，就诊于北京某医院急诊科，胸部 CT 检查提示"右肺下叶、左肺上叶大片实变"，动脉血气分析显示"pH 7.476、$PaCO_2$ 22 mmHg、PaO_2 54.1 mmHg"，甲型流感抗原检测阳性。为进一步治疗，转入我院。

既往史：患者出生后被诊断为 Taussig-Bing 综合征，存在房间隔缺损、室间隔缺损、肺动脉狭窄、右心室双出口。患者 10 岁时接受了 Fontan 改良手术，手术缝合肺动脉在右心室的开口，缝合关闭三尖瓣，将右心耳与肺动脉吻合成型，形成类似三腔心，手术后恢复较好，无明显症状，可耐受日常体力活动。3 年前行超声心动图检查：Fontan 术后改变，右心房扩大和主动脉瓣反流，心室射血分数估测为 50%。否认家族中有类似病患者，否认家族性遗传病病史。

【体格检查】

体温 38.4 ℃，脉搏 110 次 / 分，呼吸 40 次 / 分，血压 86/54 mmHg。鼻导管吸氧，脉搏血氧饱和度（SpO_2）80%。口唇发绀，全身末梢皮肤湿、冷、明显发绀。双肺呼吸音粗，可闻及散在湿啰音。心脏瓣膜区不明确，心率 130 次 / 分，心律绝对不齐，存在脉搏短绌。腹部查体未见明显异常。双下肢轻度可凹水肿。

【实验室检查】

血常规：WBC 11.89×10^9/L，NE% 84.94%，Hb 173.10 g/L，HCT 48.70%，PLT 178.00×10^9/L。

血生化：Na^+ 128.5 mmol/L，Cr 279.6 μmol/L，ALT 48.6 U/L，AST 100.4 U/L，TBIL 26.2 μmol/L，DBIL 21.4 μmol/L。

炎症标志物：PCT 4.51 ng/mL（参考范围＜ 0.05 ng/mL），CRP 212.9 mg/L（参考范围 0 ～ 5 mg/L）。

【影像学检查】

入院及 V-V ECMO 第 1 天的患者卧位胸片见图 7-1。

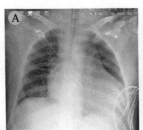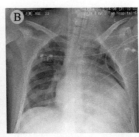

A. 患者第1天进重症监护室的胸片：胸廓无异常。两肺纹理清晰，余肺野未见明显活动性病变。左肺门致密。气管、纵隔无偏移，心影明显增大。两肋膈角锐利，两膈面光整。B. 患者第1天接受静脉－静脉体外膜氧合治疗的胸片：右下肺纹理粗重。左肺门致密。气管、纵隔无偏移，心影明显增大。两肋膈角锐利，两膈面光整。

图 7-1 入院及 V-V ECMO 第 1 天的患者卧位胸片

　　病程中胸部影像的变化及 Fontan 术后血液循环示意图见图 7-2。图 7-2A 和图 7-2B 为入院第 9 天胸部 CT，显示心脏术后改变、双侧肺炎改变、少量双侧胸腔积液。图 7-2C 是患者 Fontan 术后血液循环示意图，类似三腔心样结构，血流方向为：右心房→肺动脉→双肺→肺静脉→左心房→左心室→右心室→主动脉→右心房。图 7-2D 和图 7-2E 是患者接受静脉－静脉－动脉体外膜氧合（Veno-Venous-Arterial Extracorporeal Membrane Oxygenation，VV-A ECMO）治疗后第 2 天和第 9 天的胸片。图 7-2F 是撤除 VV-A ECMO 治疗前的胸片。图 7-2G 和图 7-2H 是病情好转后的胸部影像检查结果。

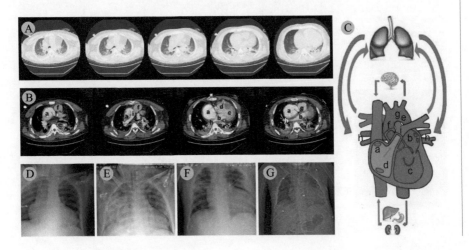

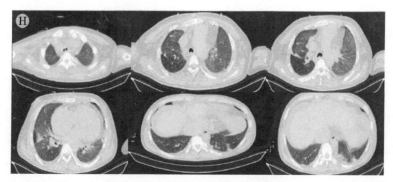

A. 入院第 9 天肺部 CT 平扫；B. 入院第 9 天胸部增强 CT；C.Fontan 术后血液循环示意图：
a. 右心房、b. 左心房、c. 左心室、d. 右心室、e. 胸主动脉、f. 升主动脉、g. 主动脉弓、h. 肺静脉、
i. 肺动脉；D.V-V ECMO 治疗第 2 天胸片；E.VV-A ECMO 治疗第 9 天胸片；F.VV-A ECMO 治
疗撤机前胸片；G. 恢复期胸片；H. 恢复期肺部 CT 平扫。

图 7-2　病程中胸部影像的变化及 Fontan 术后血液循环示意

【诊断】

甲型 H1N1 流行性感冒（危重型），病毒性肺炎，急性 I 型呼吸衰竭，休克，急性肾损伤 2 期（KIDGO），急性肝损伤，Fontan 术后心脏改变，心房颤动，心功能不全。

【诊疗经过】

患者入院时甲型流感诊断明确，存在急性呼吸衰竭、休克、急性肾损伤等 MODS，APACHE-Ⅱ 评分 22 分，序贯器官衰竭评分（SOFA）10 分，属于流感危重型病例。立即收入 ICU，开始多器官支持等抢救治疗。

1. 呼吸机支持

入科时应用文丘里面罩氧疗，氧流量 15 L/min，患者呼吸困难明显，SpO_2 在 80% 左右，呼吸频率 40 次/分，动脉血气分析显示 "pH 7.45、$PaCO_2$ 30 mmHg、PaO_2 48.2 mmHg"。治疗 4 小时后，病情未改善，行气管插管和呼吸机辅助通气，采取肺保护性通气策略及俯卧位通气，呼吸机模式为容量控制通气（VCV），氧浓度

100%、Vt 560 mL（8 mL/kg PBW），呼吸频率（f）20 次 / 分，PEEP 10 cmH_2O，监测气道峰压 P_{peak} 23 cmH_2O。呼吸支持 24 小时后，呼吸衰竭无明显改善，动脉血气分析：pH 7.193、$PaCO_2$ 48 mmHg、PaO_2 52 mmHg、BE –10 mmol/L、Lac 1.34 mmol/L。患者氧合状况改善不明显，出现严重代谢性酸中毒，组织缺氧显著。

2. ECMO 支持

（1）V-V ECMO 支持：于入院后第 2 天，启动 V-V ECMO 呼吸支持。分别在左股静脉和右颈内静脉置管，V-V ECMO 的初始参数为血流量 4.3 L/min、气流量 4.5 L/min、氧浓度 100%。ECMO 支持后氧合状况得到改善。呼吸机设置调整为肺超保护性通气条件。由于改良 Fontan 手术后心脏结构的特殊变化，入院时患者中心静脉压（CVP）为 40 mmHg。入院时存在休克，考虑脓毒症休克，给予去甲肾上腺素维持血压。V-V ECMO 支持 5 天后，患者循环仍不稳定，需要增加升压药维持血压，复查超声心动图提示"心脏功能进一步恶化、估测射血分数大约为 30%"，考虑同时存在心源性休克。V-V ECMO 无法胜任循环支持目标。

（2）VV-A ECMO 支持：入院第 7 天，在右侧股动脉置入动脉导管，将 V-V ECMO 转变为 VV-A ECMO 支持，从右侧颈内静脉和左股静脉引血，从右侧股动脉回血，达到同时支持呼吸和循环的目的。VV-A ECMO 的初始参数为转速血流量 4 L/min，气流量 4 L/min，氧浓度 100%。患者血压升高至 110/80 mmHg，组织灌注得到改善。在开始 VV-A ECMO 治疗后，因 CVP 持续升高，考虑右心前负荷过重，开始实施液体负平衡，以减轻心脏负荷，为心功能恢复创造条件。第 1 天和第 2 天的液体负平衡分别为 272 mL 和 345 mL，患者 CVP 下降到 28 mmHg。但液体负平衡后，患者血压有下降趋势，被迫提

高升压药剂量，去甲肾上腺素的剂量由 0.7 μg/（kg·min）调整到
1.4 μg/（kg·min）。于是，我们考虑到患者 Fontan 术后的特点，静
脉回流血液直接由右心房回流肺动脉，右心房替代右心室的功能，
要保证足够的血液从右心房进入左心室，可能需要较高的 CVP 和右
房压。尝试改变容量管理策略，在接下来的七天内，累计液体正平
衡量约 10 000 mL，CVP 逐渐升高至 35 mmHg，去甲肾上腺素剂量逐
渐下调，1 周后停用。

3. 感染控制

入院时静脉滴注帕拉米韦抗流感病毒，莫西沙星抗细菌。其
后发生呼吸机相关肺炎，调整为头孢哌酮舒巴坦和万古霉素抗感
染。后期存在肺部真菌感染，应用伏立康唑抗真菌治疗。

4. 肾脏方面

入院时存在 AKI-2 期，合并容量负荷重、高钾血症和代谢性酸
中毒，入院后给予连续肾脏替代治疗（CRRT）。循环改善后，肾功
能逐渐恢复，停止肾脏替代治疗。

【转归及随访】

ECMO 支持 26 天（V-V ECMO 5 天；VV-A ECMO 21 天）后成
功撤机，呼吸机支持 54 天后成功脱机并拔出人工气道，住院 56 天后
痊愈出院。随访 3 年，患者一般状态良好，日常生活可以自理，并
可从事轻体力活动。

病例分析

Taussig-Bing 是一种罕见的先天性心脏病，Fontan 手术是通过改
变心脏解剖结构，帮助改善患者血流动力学的唯一治疗选择。手术成

功后，患者通常能恢复进行一般体力活动，但需要避免加重心脏负担的因素。本例患者发生甲型 H1N1 流感感染后，迅速发生重症肺炎和呼吸衰竭，使患者心血管系统的平衡被打破，进入心肺功能障碍的恶行循环。重症流感肺炎也多发生在具有危险因素的人群，慢性心肺基础疾病就是一个常见的危险因素，本例患者就属于此类情况。

甲型 H1N1 流感重症病例多表现为重症流感病毒性肺炎，也容易合并细菌性肺炎，可导致 ARDS，这类患者病死率高达 17.3% ～ 41.4%。重症流感肺炎的治疗需要早期积极抗病毒治疗，发生 ARDS 主要依靠氧疗和机械通气支持，强调肺保护性通气策略的执行，大部分患者能够逐渐改善。但是，部分流感合并重度 ARDS 患者，机械通气难以改善患者病情，而 ECMO 就成为抢救性呼吸循环支持技术。

ECMO 能通过体外回路进行气体交换，同时能提供心泵功能，因此正在被越来越多地用于改善呼吸和循环功能。ECMO 常用于帮助患者渡过术后困难，如心力衰竭、血流动力学不稳定和难治性心律失常。由于 ECMO 相关的并发症和死亡率较高，ECMO 支持的心脏病患儿生存率仅为 33% ～ 60%，接受 Fontan 手术的心力衰竭患者中只有 35% 存活到出院。可见，心脏存在解剖结构异常时，ECMO 支持存在较大的难度。

本例患者存在先天性心脏病和 Fontan 术后病史，特殊的循环状况是本例患者所有问题的基础。通过回顾患者的病史和影像学资料，该病例的血流方向如图 7-2C 所示：右心房→肺动脉→双肺→肺静脉→左心房→左心室→右心室→主动脉→右心房。导致本例患者循环衰竭的因素主要有 3 个：首先，由于 Fontan 手术后特殊的生理结构，单心室较正常心脏更易发生严重的左心衰、急性肺水肿，另外，脓毒症对心肌的影响也会进一步恶化左心功能；其次，H1N1流感导致病毒性肺炎，进而导致严重ARDS，缺氧等因素导致右心负荷增加，且VV ECMO本身也会加重右心负担；最后，肺动脉高压可能加重体循环充血，而左室前负荷不足，导致心排量下降，造成氧输送不足。

ECMO支持在本例救治中发挥了关键作用，从心肺两方面进行生命支持。我们在治疗中也走了一些弯路，回顾整个过程，有下列体会。

（1）Fontan手术后容易发生循环障碍。本例患者行Fontan手术后，右心房与肺动脉直接相连，入院时CVP为40 mmHg，说明存在肺动脉高压。由于血液循环依赖于单心室，但严重的脓毒症加速了心力衰竭的进程。所以，导致患者出现严重的呼吸衰竭和休克。VV ECMO虽然改善了氧合状况，但无法提供循环支持，组织灌注仍然难以保证。调整为VV-A ECMO提供呼吸和循环辅助，患者的组织灌注得到了改善。

（2）Fontan术后患者的容量状况评价和管理需要个体化。在ARDS患者治疗过程中，保守型液体管理已经得到广泛认可，心功能不全的患者进行ECMO支持也需要保持液体负平衡。在VV-A ECMO早期，我们尝试用液体负平衡改善左心衰，但失败了。该病例缺乏右心室，右心房需要发挥右心房和右心室双重作用，需要较高的CVP和心房压来促进血流向肺动脉输送，从而保证左心室的足够前负荷，保证心排量，患者已经长期适应这种状况。而我们参照一般人群的CVP水平，实施较严格的液体管理，降低CVP水平，反而导致循环不稳定。在这种情况下，我们提高血容量，将CVP调整至35 mmHg，患者的循环得到改善。这提醒我们，对于存在慢性疾病的患者，ICU支持过程中评估和治疗都更需要个体化考量。

病例点评

Taussig-Bing综合征是少见的先天性心脏病，Fontan手术后具有特殊的心脏解剖结构和血流动力学特征，这给本例患者的病理生理评价和治疗都带来了较大的挑战。单纯从肺部影像改变来看，肺部渗出和实变范围并不十分显著，似乎不应引起如此严重的低氧血症和循环异常，但正是由于本例特殊的循环生理，使这例先天性心脏病合并重症流感病例表现十分凶险。Fontan手术后患者合并流感肺炎时，正压机械通气未能改善氧合状态，也提示循环支持对于本患者更为重要，所以通过VV-A ECMO治疗为患者器官修复创造了条件。我们大部分诊疗指南和认知都来自普通患者，简单地复制经验并应用到这种特殊病例的治疗中是不妥的，本例病例的救治告诉我们在依从常规诊疗经验的同时，要重视患者病理生理状态的个性化分析和个体化治疗。

此外，流感是常见的传染病，先天性心脏病等具有高危因素的人群容易发生重症病例。流感重症高风险人群应积极考虑接种流感疫苗，在流感季节注意防范，多加休息，尽早应用抗流感病毒药物治疗，从而避免发生流感病毒性肺炎和心肌炎。这也是本例患者带给我们的启示。

【参考文献】

1. PEER S M, DEATRICK K B, JOHNSON T J, et al. Mechanical circulatory support for the failing fontan: conversion to assisted single ventricle circulation-preliminary observations. World J Pediatr Congenit Heart Surg, 2018, 9: 31-37.

2. TÖPFER L, MENK M, WEBER-CARSTENS S, et al. Influenza A（H1N1）*vs.*

non-H1N1 ARDS: analysis of clinical course. J Crit Care, 2014, 29: 340-346.

3. BRODIE D. The evolution of extracorporeal membrane oxygenation for adult respiratory failure. Ann Am Thorac Soc, 2018, 15: S57-S60.

4. BOCK M J, PAHL E, RUSCONI P G, et al. Cancer recurrence and mortality after pediatric heart transplantation for anthracycline cardiomyopathy: a report from the Pediatric Heart Transplant Study (PHTS) group. Pediatr Transplant, 2017, 21 (5): e12923.

5. DEAL B J, COSTELLO J M, WEBSTER G, et al. Intermediate-term outcome of 140 consecutive Fontan conversions with arrhythmia operations. Ann Thorac Surg, 2016, 101: 717-724.

6. WOODS R K, GHANAYEM N S, MITCHELL M E, et al. Mechanical circulatory support of the Fontan patient. Semin Thorac Cardiovasc Surg Pediatr Card Surg Annu, 2017, 20: 20-27.

7. D'UDEKEM Y, IYENGAR A J, GALATI J C, et al. Redefining expectations of long-term survival after the Fontan procedure: twenty-five years of follow-up from the entire population of Australia and New Zealand. Circulation, 2014, 130: S32-S38.

8. OLDENBURGER N J, MANK A, ETNEL J, et al. Drug therapy in the prevention of failure of the Fontan circulation: a systematic review. Cardiol Young, 2016, 26: 842-850.

9. VOGEL D J, MURRAY J, CZAPRAN A Z, et al. Veno-arterio-venous ECMO for septic cardiomyopathy: a single-centre experience. Perfusion, 2018, 33: 57-64.

（郭贺冰　整理）

病例 8
妊娠合并人感染 H7N9 禽流感重症肺炎 1 例

病历摘要

【基本信息】

患者，女性，36岁，妊娠21周。主因"发热8天，呼吸困难3天"急诊入院。

现病史：患者8天前出现发热，伴头痛，体温峰值38.5 ℃，于当地门诊就诊，血常规：WBC $10.02 \times 10^9/L$；尿常规：白细胞满视野。诊断为"尿路感染"，因患者中期妊娠，仅给予物理降温。4天前患者仍有发热，出现活动后气短，再次就诊于当地医院，给予头孢哌酮舒巴坦抗感染，酚麻美敏退热。2天前体温升至39.4℃，伴干咳，静息状态下感呼吸困难，并进行性加重，于外院急诊就诊，SpO_2 80%。动脉血气（吸氧浓度不详）：pH 7.458，$PaCO_2$ 28 mmHg，

67

PaO$_2$ 66 mmHg，HCO$_3^-$ 19.9 mmol/L，Lac 1.6 mmol/L。血常规：WBC 8.58×10^9/L，NE% 91.7%。胸部 CT：双肺肺炎，左下肺实变。咽拭子流感病毒核糖核酸阳性。诊断为"流感肺炎，呼吸衰竭"。予以气管插管，机械通气，A/C 模式，FiO$_2$ 1.0，PEEP 16 ～ 18 cmH$_2$O，Pi 14 cmH$_2$O，SpO$_2$ 维持在 90% 左右，患者血压下降，给予去甲肾上腺素维持血压。患者咽拭子禽流感 H7N9 病毒核酸检测呈阳性，呼吸及循环情况持续恶化。为进一步抢救治疗经救护车转诊至我院，转诊途中，呼吸机 VC 模式，FiO$_2$ 1.0，PEEP 18 cmH$_2$O，SpO$_2$ 80%。

流行病学史：发病前两周到活禽市场购买家鸽，于家中饲养，发病当日清洗鸽笼。

既往史：2015 年因异位妊娠行左侧输卵管切除术。

【体格检查】

体温 36.2℃，心率 142 次 / 分，血压 120/61 mmHg [去甲肾上腺素 1.5 μg/（min·kg）]，气管插管机械通气，人工气道内可见大量血水样分泌物，呼吸机 IPPV 模式，Vt 360 mL（6 mL/kg PBW），PEEP 18 cmH$_2$O，FiO$_2$ 1.0，R 25 次 / 分，P$_{palt}$ 33 cmH$_2$O，SpO$_2$ 55% ～ 72%。镇静状态：RASS –5 分，皮肤湿冷，口唇发绀，左下肺呼吸音低，叩诊呈实音，右下肺少量湿啰音。心界不大，心律齐，各瓣膜听诊区未闻及病理性杂音，腹部膨隆，宫底脐下一指，胎心 170 次 / 分，周身重度可凹性水肿，双侧病理征阴性。

【辅助检查】

血常规：WBC 13.28×10^9/L，NE% 95.11%，Hb 99.00 g/L，PLT 298.00×10^9/L；CRP 80.7 mg/L；PCT：2.55 ng/mL；动脉血气（FiO$_2$ 1.0）：pH 7.196，PaCO$_2$ 41.7 mmHg，PaO$_2$ 42 mmHg，BE –12 mmol/L，HCO$_3^-$ 16.2 mmol/L，SaO$_2$ 66%，Lac 2.63 mmol/L，

PaO$_2$/ FiO$_2$ 42 mmHg。

血生化：Na$^+$ 141.7 mmol/L，Cl$^-$ 112.4 mmol/L，K$^+$ 4.18 mmol/L，Cr 60.2 μmol/L，GLU 21.98 mmol/L，ALT 78.9 IU/L，AST 181.2 IU/L，TBIL 8.7 μmol/L，DBIL 6.4 μmol/L，ALB 24.2 g/L。

凝血功能：PT 11.8 s，PTA 95.00%，APTT 209.4 s，INR 1.09，Fb 525 mg/dL，FDP 41.83 μg/mL，D- 二聚体 20.15 mg/L。

心肌酶：MYO 142.00 ng/mL，hsTnI 1.571 ng/mL，CK-MB 6.10 ng/mL。

胸部 CT：两肺片状实变影，可见支气管充气征，少量网格样改变，少量胸腔积液（图 8-1）。

产科超声：宫内孕单活胎，超声孕周 21^{+3} 周，胎心率增快。

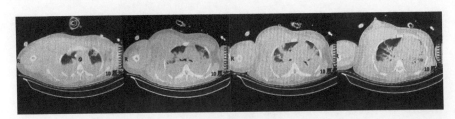

图 8-1　胸部 CT

【诊断】

人感染 H7N9 禽流感肺炎，细菌性肺炎，ARDS（重度），脓毒症休克，代谢性酸中毒，肝功能异常，心肌损伤，急性肾损伤 3 期（KIDGO），孕 21^{+3} 周，单侧输卵管切除术后。

【诊疗经过】

患者起病时间正处于我国第 5 波 H7N9 禽流感流行期（2016 年 10 月—2017 年 9 月）。发病前有禽鸟接触史，急性起病，以发热、干咳、进行性呼吸困难为主要表现，咽拭子禽流感 H7N9 病毒核酸检测呈阳性，结合肺部影像学表现，人感染 H7N9 禽流感肺炎诊断

笔记

明确。该患者病情进展迅速，肺部影像显示双侧浸润、渗出性表现，$PaO_2/FiO_2 \leqslant 100$ mmHg，根据 ARDS 柏林定义，诊断为 ARDS 重度。血压下降，动脉血乳酸升高，并发脓毒症休克。肝脏转氨酶及肌钙蛋白升高，存在肝脏及心肌损伤。患者在入院第 10 天出现血清肌酐快速升高，为基础水平的 3 倍以上，根据 KIDGO 标准诊断为急性肾损伤 3 期。流感病毒感染通常血象正常或降低，该患者血象及降钙素原明显增高，合并细菌感染可能性大。根据产科病史及超声结果中期妊娠诊断明确，妊娠是重型流感发生的高危因素，一旦发生，病情进展迅速，可危及母婴生命。

治疗方案如下。

（1）病因治疗：①帕拉米韦抗病毒；②针对合并细菌感染，入院时经验性选择头孢哌酮舒巴坦抗感染治疗覆盖常见院内获得性革兰氏阴性杆菌及甲氧西林敏感葡萄球菌。后续根据痰培养（耐碳氢酶烯鲍曼不动杆菌），血培养（粪肠球菌，鲍曼不动杆菌）结果，应用比阿培南联合替加环素抗感染治疗。

（2）脏器功能支持：①呼吸支持：患者在入院前已进行有创机械通气 48 小时以上，FiO_2 1.0，PEEP $\geqslant 15$ cmH$_2$O，气道平台压 $P_{plat} \geqslant 30$ cmH$_2$O，$PaO_2/FiO_2 \leqslant 50$ mmHg，立即建立血管通路，实施 V-V ECMO 支持；调整呼吸机参数，实施肺保护性通气策略，降低潮气量（3 ～ 4 mL/kg PBW）、呼吸频率（$\leqslant 15$ 次/分）及 FiO_2（0.21 ～ 0.5）。②循环支持：患者入院时周身重度水肿，气道内大量血水样分泌物，因此尽管存在脓毒症休克，仍采取相对保守的液体复苏策略，继续应用去甲肾上腺素维持血压，目标血压：MBP 65 mmHg。积极控制感染，病情允许的情况下减轻镇静深度，减少镇静药物对循环的不利影响。③其他：肝损伤及心肌损伤为 H7N9

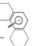

感染所致多器官损伤的一部分，治疗上以治疗原发疾病，改善氧合及循环状态，避免药物毒性作用为主要原则。针对急性肾损伤给予床旁连续肾脏替代治疗（continuous renal replacement therapy，CRRT）维持内环境稳态。

（3）产科治疗：动态监测胎心及产科超声变化；患者于病程第43 天出现少量血性分泌物，7.5 小时后产出死胎，体重 1100 g，胎膜不完整，急诊行清宫术，阴道出血约 300 mL。

【转归及随访】

患者经过 2 个月的治疗临床治愈出院。期间 ECMO 支持 17 天，机械通气 46 天。出院时患者神志清楚，精神好，体温正常，无咳嗽、气短。查体：双肺呼吸音清，无干湿啰音，心律齐，未闻及病理性杂音，腹软，无压痛及反跳痛，下肢水肿，双侧病理征阴性。出院前胸部 CT 显示渗出性病变大部分吸收，双肺少量纤维条索影（图8-2）。出院半年后随访，患者无不适主诉，重返工作岗位；两年后再次妊娠，并成功产下一健康女婴。

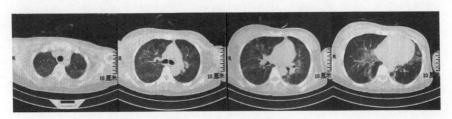

图 8-2　出院前胸部 CT

病例分析

体外膜肺氧合（extracorporeal membrane oxygenation，ECMO）主要用于对重症心肺功能衰竭患者提供相对持续的体外呼吸与循环支持。对于 ARDS 患者常使用 V-V ECMO 模式，由于低氧和高碳酸血症，ARDS 患者可能出现急性肺动脉高压及右心衰竭，不同于基础心脏结构性病变，这部分患者随着低氧及通气改善右心功能可很快恢复，不需要进行 V-A ECMO（可能给患者带来额外风险）。如伴有脓毒症心肌病，左心舒、缩功能严重受累，可考虑选择 V-A ECMO 模式。

ECMO 用于急性、危及生命、具有潜在可恢复性且传统治疗无效的呼吸衰竭患者的救治。①急性：一方面指呼吸衰竭进展迅速，另一方面也强调 ECMO 前机械通气时间对结局的影响，机械通气（$FiO_2 \geq 0.9$，$P_{plat} \geq 30\ cmH_2O$）一周以上才开始 ECMO 支持预后不佳；②危及生命：预计生存率小于 50% 可考虑体外生命支持治疗，预期生存率小于 80% 则有较强的 ECMO 支持指征，推荐联合使用 Murray 肺损伤评分和 RESP 评分来指导 V-V ECMO 启动的决定；③潜在可恢复性：导致呼吸衰竭的疾病可以治疗或经支持后有较大概率肺功能可以恢复，对于不可恢复的肺功能，体外生命支持也可作为肺移植桥梁予以实施；④传统治疗无效：优化的呼吸机设置及俯卧位等治疗无法达到气体交换的目标，或持续高平台压、跨肺压、驱动压，患者面临较高呼吸机相关肺损伤的风险。

本例患者为妊娠期女性，病因明确为禽流感所致急性呼吸衰竭；Murray 评分 3.75 分，不进行 ECMO 支持，预期死亡率大于 80%，RESP 评分 4 分，ECMO 支持预期生存率 76%；ECMO 前呼吸机 FiO_2 1.0，$P_{plat} \geq 30\ cmH_2O$ 已超过 48 小时，$PaO_2/FiO_2 \leq 80\ mmHg$，胎心增快，有胎儿宫内窘迫的风险，具有较强的 ECMO 支持指征。我们在患者入科 30 分钟后即完成了置管和管路连接，开始了 VV-ECMO 支持。

本例患者在 ECMO 支持 48 小时后出现右上肢肿胀，进行性加

重，肿胀范围扩大至右肩及胸部，伴血红蛋白、血小板下降（图
8-3）。考虑有两种可能性：出血或上腔静脉血栓形成致阻塞综合征。
胸部 CT 检查证实为胸壁及右上肢血肿（图 8-4）。出血是 ECMO 支
持过程中常见的并发症，与血小板数量及功能下降，出凝血功能紊
乱及抗凝剂过量等因素相关。最常见的出血部位为外科手术及穿刺
处，一旦发生脑出血则严重影响患者的临床结局。对于出血的预防，
以下几点需要注意：①保护凝血功能，输入血小板、纤维蛋白原等
维持凝血成分稳定，通过抗凝减少凝血因子消耗，必要时更换管路
和插管；②对于手术患者，应予以充分外科止血；③避免不必要的
穿刺等有创操作；④保护呼吸道、消化道黏膜完整；⑤进行有效的
抗凝监测，ACT、APTT、TEG、Anti- X a 等均可使用。出血并发症
的处理包括：①降低抗凝目标，ACT 从 180 ～ 200 秒降至 130 秒左
右，必要时在高流量情况下停用抗凝剂；②补充血小板，使其维持
在 50×10^9/L 以上；③输入纤维蛋白原或冷沉淀；④排除弥漫性血管
内凝血；⑤局部止血（加压、缝合结扎、应用止血胶等）。该病例明
确出血并发症后，暂停了肝素抗凝，输入血小板及新鲜血浆补充凝
血物质，局部加压包扎，经处理出血停止，局部血肿逐渐吸收。

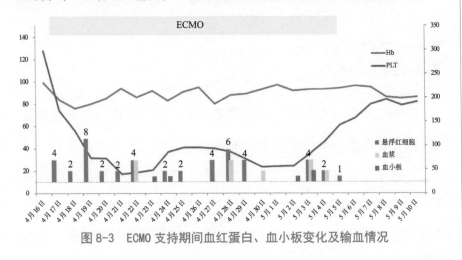

图 8-3　ECMO 支持期间血红蛋白、血小板变化及输血情况

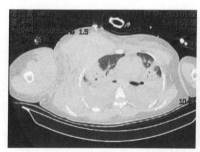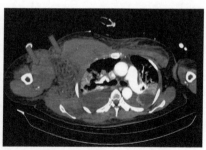

图 8-4 胸部 CT 示胸壁及右上肢血肿

肾功能异常在 ECMO 支持过程中也比较常见，特别是在开始的 24 ～ 48 小时内。肾脏缺血缺氧，再灌注损伤，血液破坏 / 溶血导致急性肾小管坏死，以及感染、药物等因素均可能诱发急性肾损伤。因此，在 ECMO 支持过程中应注意肾脏保护，包括维持有效肾脏灌注，减少血细胞破坏，积极控制感染及避免肾毒性药物使用等措施。本例患者的急性肾损伤发生在氧合及循环相对稳定的时期，分析可能原因为皮下血肿形成及加压包扎导致局部软组织缺血缺氧，毒素代谢产物增加了肾脏负担，另外，万古霉素的应用也可能加重了肾损伤。处理上，停用抗凝后活动出血停止，解除局部加压包扎，停用万古霉素，改为替加环素，并行 CRRT 稳定内环境。48 小时后 CRRT 成功撤离，出院前血肌酐恢复至基础水平。

📋 病例点评

ECMO 技术在重症呼吸衰竭患者的救治中正发挥着越来越重要的作用，是重度 ARDS 患者治疗的最后一道防线。是否实施 ECMO 应充分权衡患者可能面临的风险及获益。需要考虑的因素包括：年龄、呼吸衰竭的程度、病变可恢复性、肺外器官功能、免疫状态、设备及团队能力等。ECMO 支持是否成功涉及对患者的评估、规范

笔记

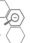

化管理、并发症预防及处理，几乎涵盖所有重症支持理论及技术。如肺保护/肺休息的通气策略，血流动力学评估及循环支持，预防院内感染，抗生素合理使用，肾脏保护，出凝血功能紊乱的预防及处理等。所以开展 ECMO 技术应以提高重症团队整体实力及多学科协助为基础。

【参考文献】

1. KILE J C，REN R，LIU L，et al. Update：increase in human infections with novel Asian lineage avian influenza A（H7N9）viruses during the fifth epidemic - China，October 1，2016-August 7，2017. MMWR Morb Mortal Wkly Rep，2017，66（35）：928-932.

2. TONNA J E，ABRAMS D，BRODIE D，et al. Management of adult patients supported with venovenous extracorporeal membrane oxygenation（VV ECMO）：guideline from the extracorporeal life support organization（ELSO）. ASAIO J，2021，67（6）：601-610.

3. 董晓春. 高致病性 H7N9 禽流感病毒研究进展. 天津医药，2019，47（8）：874-879.

（蒲琳 整理）

病例 9
亚低温治疗在病毒性脑炎中的应用 1 例

病历摘要

【基本信息】

患者，男性，31岁，主因"发热6天，意识障碍1天"入院。

现病史：患者6天前无明显诱因出现发热，体温持续升高，最高38.7℃，无明显畏寒、寒战，无咳嗽、咳痰、腹痛和腹泻，于外院输液治疗（具体不详），治疗效果不详。1天前开始出现意识障碍，无明显恶心、呕吐，无抽搐和大小便失禁。由同事送来我院感染科急诊，头颅 CT 平扫提示"右侧大脑半球肿胀，右侧颞叶、岛叶呈更低密度影，感染？合并脑梗死不除外，外侧裂池及颞叶脑沟内出血"，在我院急诊给予甘露醇脱水治疗1次。以"颅内占位性病变"收入我院 ICU。患者自发病以来进食少，二便正常，体重无明显下降。

笔记

流行病学史：否认经常外出就餐，否认输血及血制品运用史，否认传染病患者密切接触史。

既往史：平素健康状况良好，否认高血压、冠心病、糖尿病病史，否认其他传染病病史，否认食物、药物过敏史，否认手术外伤史。

家族史：否认家族中有类似病患者，否认遗传病史。

【体格检查】

体温 37.3℃，脉搏 76 次 / 分，呼吸 20 次 / 分，血压 120/70 mmHg。嗜睡，呼之能应，不能回答问题，查体不合作。全身皮肤无黄染和皮疹，左侧臀部局部可见皮肤破溃，大小约 2 cm×5 cm。浅表淋巴结未触及肿大。双侧压眶反射存在，双侧瞳孔等大、等圆，直径约 3.0 mm，对光反应灵敏。口唇无疱疹，口角无歪斜，鼻唇沟对称，不能配合张口。颈软无抵抗，甲状腺无肿大。心肺腹查体未见异常。四肢肌力检查不配合，四肢肌张力正常。腱反射灵敏，布鲁辛斯基征和克尼格征阴性，双侧巴宾斯基征阴性。

【实验室检查】

血常规：$12.40×10^9$/L，NE% 81.31%。电解质：Na^+ 133.5 mmol/L，Ca^{2+} 2.04 mmol/L，K^+ 4.11 mmol/L。CRP 14.5 mg/L。脑脊液检验：UCFP 178.6 mg/dL，GLU 3.51 mmol/L，Cl^- 123.3 mmol/L；细胞数 58 165 个 /μL，白细胞 1165 个 /μL。脑脊液涂片未见细菌和真菌，墨汁染色阴性，抗酸染色阴性，培养无细菌和真菌生长。病毒学筛查：RV-IgG 88.88 IU/mL，CMV-IgG 348.70 U/mL，HSV-I-IgG 26.49 COI。脑脊液单纯疱疹病毒 -1 核酸 PCR 阳性。

【影像学检查】

头颅 CT 平扫（2019-05-29）（图 9-1）：右侧大脑半球肿胀、中线移位、脑室受压、外侧裂及颞叶脑沟内出血，考虑脑疝。

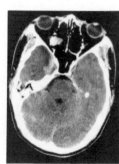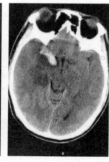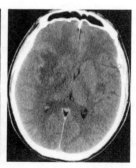

图 9-1 头颅 CT 平扫

头颅 MRI 平扫（2019-05-30）（图 9-2）：右侧额颞叶、基底节及双侧岛叶异常信号，考虑病毒性脑炎可能性大，伴右侧蛛网膜下腔出血？

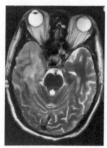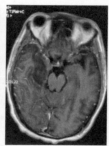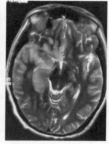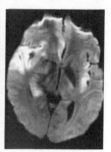

图 9-2 头颅 MRI 平扫

复查头颅 CT 平扫（2019-06-04）（图 9-3）：右侧大脑半球肿胀，外侧裂池及颞叶脑沟内出血，与 2019-05-29 CT 比较，出血较前增多。

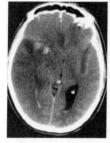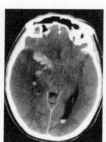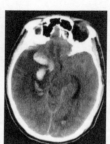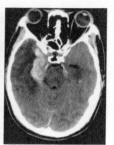

图 9-3 复查头颅 CT 平扫

【诊断】

单纯疱疹病毒脑炎，脑水肿，脑疝，蛛网膜下腔出血，脑梗死。

【诊疗经过】

入院后给予甘露醇脱水降颅压，万古霉素联合美罗培南抗感染。行腰椎穿刺检查，脑脊液外观呈血性，压力 200 mmH$_2$O，脑脊液总细胞数 58 165 个 /μL，白细胞数 1165 个 /μL，以单核细胞为主。2019-06-02 头颅 MRI（图 9-4）检查显示右侧额颞叶、基底节及双侧岛叶异常信号，考虑病毒性脑炎可能。2019-06-03 夜间患者出现意识障碍加深，双侧瞳孔不等大，右侧瞳孔直径 5 mm，左侧瞳孔直径 2 mm，对光反射消失，急查头颅 CT 提示右侧大脑半球肿胀、中线移位、脑室受压、外侧裂及颞叶脑沟内出血，考虑脑疝，急诊行右侧额颞开颅病损切除和去骨瓣减压术。

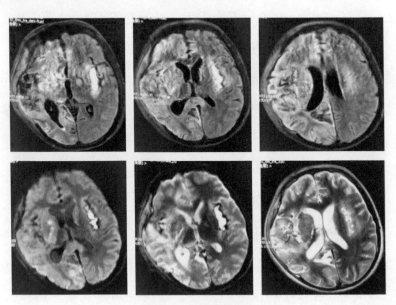

图 9-4　复查头颅 MRI

术后送入 ICU 病房，给予机械通气，甘露醇 0.5 g/kg，6 小时一次静脉滴注脱水控制脑水肿，头孢曲松抗细菌，阿昔洛韦抗病毒。

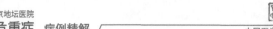

2019-06-04 10：00 患者出现心率下降，最低 32 次 / 分，血压下降至 82/45 mmHg，心电示波为室性逸搏心律，颈动脉搏动未触及，立即行胸外按压，肾上腺素 1 mg 静脉注射，去甲肾上腺素 1 μg/（kg·min）升压，多巴胺 4 μg/（kg·min）提高心率。10：02 恢复自主心律，窦性心律 122 次 / 分，血压可升高至 180/110 mmHg，减少去甲肾上腺素剂量。

立即开始强化脑保护，实施亚低温治疗。继续甘露醇脱水，维持平均动脉压（MAP）在 80 ～ 90 mmHg，以保证有效脑灌注压。给予患者头部佩戴电子冰帽，躯干及四肢冰毯包裹，同时予以保护皮肤。膀胱中置入温度监测导管，连续监测核心体温，设置目标温度 34℃。同时加用苯巴比妥，预防癫痫。术后复查头颅 CT 显示双侧多发低密度灶，考虑蛛网膜下腔出血引起脑血管痉挛，给予尼莫地平抗血管痉挛。2019-06-10 行气管切开，加强气道管理及痰液引流。

防止继发性感染。患者术后仍发热，血象及炎症指标升高，腰穿脑脊液检查细胞数正常，痰培养先后可见金黄色葡萄球菌、洋葱伯克霍尔德和肺炎克雷伯菌，考虑继发医院获得性肺炎，先后给予万古霉素、头孢哌酮舒巴坦抗感染。经抗感染治疗后，患者血象及炎症指标恢复正常，胸部 CT 提示双下肺背段炎症病灶吸收。

【转归及随访】

经上述抗病毒、手术治疗和脑保护治疗，患者神志逐渐改善。至 2019-06-17 自主呼吸循环稳定，脱离呼吸机。复查腰椎穿刺脑脊液压力正常，HSV-1 核酸复查阴性，停用抗病毒药物。由康复医生指导开展肢体被动按摩、功能锻炼。2019-06-29 转外院进行高压氧治疗，促进神经功能恢复。出院时情况：患者醒状昏迷状态，有自主睁眼及眨眼，不能交流。右侧瞳孔直径 3 mm，左侧瞳孔直径

2 mm，对光反射灵敏，未吸氧，左侧肢体软瘫，巴宾斯基征阴性。HR 100 次 / 分，BP 140/90 mmHg，RR 20 次 / 分，SpO_2 100%。

病例分析

　　病毒性脑炎是一种以头痛、发热、抽搐、颈强直及意识障碍为主要临床特征的中枢神经系统感染性疾病，多累及脑实质，具有极高的致残率和致死率。引起脑炎的病毒种类繁多，有报道达 100 多种。流行性乙型脑炎病毒、森林脑炎病毒、狂犬病毒和西尼罗病毒引起的脑炎，具有明显的传染源和传播途径或特征性改变，容易引起聚集性发病。临床上把没有聚集发病、传染源不明确的病毒性脑炎称为散发性脑炎。单纯疱疹病毒脑炎是散发性脑炎的最常见类型，常表现为出血坏死性脑炎。

　　单纯疱疹病毒性脑炎的病情较为严重。在机体免疫力下降时，新发生单纯疱疹病毒感染，或长期潜伏在体内的病毒被活化，病毒进入脑组织，引起脑组织细胞变性、坏死和炎症浸润。病毒性脑炎的脑水肿属于细胞性水肿，脑组织弥漫性肿胀，导致颅内压升高，甚至脑疝。本病例符合典型单纯疱疹病毒脑炎的特点，CSF 常规检查符合病毒性脑炎，单纯疱疹病毒核酸阳性，诊断明确。患者病情进展极快，经历了脑炎、脑水肿、脑出血及脑疝的过程。

　　迄今为止，单纯疱疹病毒性脑炎的治疗手段非常有限，主要依靠脑保护和对症支持治疗。诚然，怀疑单纯疱疹病毒脑炎时，应尽早进行抗疱疹病毒治疗，但疗效较为有限。临床治疗中需要更多地关注神经症状和体征变化，开展积极的脑保护措施。本病例患者就经历病毒性脑炎、脑水肿、脑出血及脑疝的过程。急诊行"右侧额颞开颅病损切除＋去骨瓣减压术"纠正了脑疝，降低了颅内压，为患者的救治发挥了重要作用。ICU内细致的生命体征支持，以亚低温治疗为主的脑保护治疗也是治疗的重要措施。

亚低温治疗是神经保护领域的热点问题。亚低温治疗是一种降低脑代谢率、保护脑细胞、改善神经细胞功能的一种治疗方法。临床上多将其应用于重度颅脑损伤和心搏骤停后脑复苏。亚低温治疗可以通过多种机制发挥脑保护作用，可能的作用机制包括：①亚低温治疗可以降低脑代谢率，减少脑组织的耗氧量，防止代谢产物的堆积造成神经细胞持续损害；②亚低温治疗可保护血脑屏障，减轻脑水肿，降低颅内压；③亚低温治疗可抑制兴奋性氨基酸、儿茶酚胺、乙酸胆碱等内源性毒性物质的释放，减少其对脑细胞的损害作用；④亚低温治疗减少钙离子的内流，阻断钙对神经细胞的毒性作用；⑤亚低温治疗减少脑细胞蛋白质的破坏，因此可以促进脑细胞结构与功能的修复；⑥亚低温治疗可抑制氧自由基的产生，减少神经细胞的凋亡。病毒性脑炎引起发热后可致脑部代谢率明显增加，脑组织氧耗量增多同时乳酸堆积，进而进一步加重脑损伤。亚低温治疗具有显著的神经保护作用，可以在病毒性脑炎治疗中发挥重要作用。

亚低温治疗最适合的目标温度尚存争议，根据目标核心温度设定，亚低温治疗可分为轻度（34.5～36.5 ℃）、中度（32～34.5 ℃）、重度（28～32 ℃）和极度亚低温（＜28 ℃）。临床上诱导和维持亚低温的方法主要有传统降温方法、体表降温仪器、血管内降温仪器和其他降温方法等，为避免单一的降温方式导致的诱导期长、维持过程温度不稳定、复温不易控制等问题，临床上通常采取个体化、多模式联合降温的方式进行治疗。我院常规应用冰毯和冰帽进行亚低温治疗，必要时需要应用镇静、镇痛和肌松等防止寒战。

亚低温治疗虽然有较好的临床疗效，但也可以导致很多并发症。亚低温治疗中可以发生心律失常、血压下降、凝血功能障碍、电解质紊乱及呼吸道感染、呼吸中枢抑制等并发症，需要时刻观察和关注。亚低温治疗最佳效果的取得需要细致的临床集束化综合措施，而不仅仅是单纯实施亚低温治疗。本例患者在严重病毒性脑炎的基础上，又发生了心搏骤停，低温脑保护在患者救治中发挥了重要作用。

病例点评

病毒性脑炎是感染科常见的危重急症，不仅要挽救患者的生命，更需要防止发生神经系统后遗症，提高患者生存质量。早期诊断和早期抗病毒治疗是病毒性脑炎救治的核心，需要我们进一步研发和寻找更有效的抗病毒药物。此外，病毒性脑炎的疾病进展路径是脑炎→脑水肿→脑疝，导致患者死亡，而恢复者也可能存在不同程度的神经残疾。当下，脑保护已经成为神经重症领域的重要问题。我们需要探索和尝试可以减轻病毒性脑炎的炎症、阻断脑细胞变性和坏死、减轻脑水肿和颅内减压术的新方法，对以往治疗措施进行重新认识和改进。既往，在脑炎治疗中使用的冰帽，只能降低头部皮肤温度，对脑组织温度降低有限，无法达到脑保护作用。目前的亚低温治疗，采取了各种电子降温设备，连续监测核心温度，能够更精细地控制核心温度，能够更好地降低脑组织温度。低温治疗的脑保护机制和作用已经得到很多研究支持，但其是否能够改善病毒性脑炎的神经系统预后，还需要随机对照研究来证实。

笔记

【参考文献】

1. GESSEL Y V, KLADE C S, PUTNAK R, et al. Correlation of protection against Japanese encephalitis virus and JE vaccine [IXIARO（R）] induced neutralizing antibody titers. Vaccine, 2011, 29（35）: 5925-5931.

2. 王明, 邹乐乐, 赵晓玲, 等. 亚亚低温治疗成人病毒性脑炎疗效观察. 中国实用神经疾病杂志, 2016, 19（22）: 2.

3. 杨军, 郭树彬. 心脏骤停亚亚低温治疗脑保护策略. 中国实用内科杂志, 2021, 41（3）: 198-202.

4. CALLAWAY C W, DONNINO M W, FINK E L, et al. Part 8: post–cardiac arrest care. Circulation, 2015, 132（18 suppl 2）: S465-S482.

5. WU J, YUAN W, LI J, et al. Effects of mild hypothermia on cerebral large and small microvessels blood flow in a porcine model of cardiacarrest. Neurocrit Care, 2017, 27（2）: 297-303.

6. LOPEZ- DE- SA E, JUAREZ M, ARMADA E, et al. A multicentre randomized pilot trial on the effectiveness of different levels of cooling in comatose survivors of out- of- hospital cardiac arrest: the FROST- I trial. Intensive Care Med, 2018, 44（11）: 1807-1815.

（郭贺冰　整理）

笔记

病例 10
艾滋病合并呼吸衰竭无创机械通气治疗1例

病历摘要

【基本信息】

患者，男性，43岁，主因"间断发热20天，胸闷10天"收入院。

现病史：患者20天前自觉发热，伴畏寒，未测体温，自觉感冒，自服复方氨酚烷胺胶囊治疗，但仍有间断发热，测体温最高38.5℃，服退热药物后可降至正常。10天前出现活动后呼吸困难，并逐渐加重，现静息状态下仍感胸闷，无明显咳嗽、咳痰，1天前就诊于外院，胸部CT示"双肺炎症，纵隔多发稍大淋巴结"，血气分析 PaO_2 56 mmHg（空气），HIV抗体初筛阳性，为进一步诊治入院。

流行病学史：有同性性行为史，否认输血史，否认吸毒史。

【体格检查】

体温 36℃，脉搏 100 次 / 分，呼吸 25 次 / 分，血压 124/72 mmHg，SpO_2 90%（未吸氧），体重 55 kg，BMI 20.2 kg/m²，患者体形消瘦，急性病容，平车推入病房，神志清楚，精神不振，查体合作。口唇轻度发绀，全身浅表淋巴结未触及异常肿大。口腔黏膜未见白斑，扁桃体无肿大，未见脓性分泌物。双侧呼吸运动均匀对称，无增强或者减弱，双肺呼吸音清，未闻及干湿啰音。心律齐，与脉搏一致，各瓣膜听诊区未闻及病理性杂音。腹部查体无异常，下肢无水肿，双侧病理征阴性。

【辅助检查】

WBC 3.81×10^9/L，NE% 82.40%，LY% 15.00%，RBC 3.77×10^{12}/L，HCT 35.00%，Hb 121.0 g/L，PLT 158.0×10^9/L。CRP 17.8 mg/L，PCT ＜ 0.05 ng/mL。K^+ 4.07 mmol/L，Na^+ 140.3 mmol/L，Cl^- 106.3 mmol/L，UREA 5.05 mmol/L，Cr 83.3 μmol/L，GLU 6.12 mmol/L，TCO_2 22.4 mmol/L，ALT 25.8 U/L，AST 64.6 U/L，TBIL 7.7 μmol/L，DBIL 3.5 μmol/L，ALB 35.3 g/L，LDH 546.9 U/L。MYO 28.90 ng/mL，CK-MB 0.50 ng/mL，hsTnI 0.001 ng/mL，BNP 83.50 pg/mL。Lac 1.77 mmol/L。动脉血气分析（空气）：pH 7.408，$PaCO_2$ 33 mmHg，PO_2 56 mmHg，SaO_2 90%，PaO_2/FiO_2 267 mmHg。HIV 初筛和确证试验阳性，$CD4^+$ T 淋巴细胞 21 cells/μL，HIV 载量 659 395 copies/mL。血清曲霉菌半乳甘露聚糖检测 0.1，真菌 D- 葡聚糖 248.90 pg/mL。肺泡灌洗液六胺银染色阳性。结核抗体、气道分泌物抗酸染色、结核感染 T 细胞和结核分枝杆菌复合群等检查结果均为阴性。胸部 CT（图 10-1）：双肺弥漫磨玻璃影。

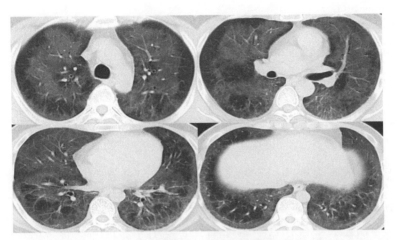

图 10-1　胸部 CT：双肺弥漫磨玻璃影

【诊断】

艾滋病，肺孢子菌肺炎（pneumocystis pneumonia，PCP），Ⅰ 型呼吸衰竭。

【诊疗经过】

患者主因间断发热伴胸闷入院，血气分析提示 Ⅰ 型呼吸衰竭，HIV 确证试验阳性，CD4$^+$T 淋巴细胞 ≤ 200 cells/μL，胸部影像为以肺门为中心向周围扩散的磨玻璃样渗出，肺泡灌洗液六胺银染色阳性，艾滋病合并 PCP 诊断明确。此患者存在陈旧性肺结核，入院后完善检查，结核相关检查结果阴性，无结核感染的临床征象，除外结核感染。

治疗上卧床休息，给予复方磺胺甲噁唑片 4 片，每日 3 次，因患者存在呼吸衰竭属于重度 PCP，给予醋酸泼尼松龙 40 mg，每日 2 次口服；5 天后减量为 20 mg，每日 2 次口服；5 天后再次减量为 20 mg，每日 1 次口服；治疗 21 天后停用激素，复方磺胺甲噁唑片改为预防量 2 片，每日 1 次口服。Ⅰ 型呼吸衰竭给予无创呼吸机辅助通气治疗，间歇期应用鼻导管氧疗。无创机械通气治疗选用口鼻面罩，模式为双水平正压通气（Bi-level positive airway pressure，BiPAP），初始设置吸气压力 10 cmH$_2$O，呼气压力 8 cmH$_2$O，吸氧浓度 50%，根据患者耐受性和监测的潮气量调整吸气压力支持，根据氧合情况调整吸氧浓度及呼气压力，同时确保呼气压力设置可触发每次通气。每日无创呼吸机支持至少 8 小时，患者耐受性较好，无面部压疮等不良事件。无创呼吸支持 7 天后患者呼吸困难症状改善，停用无创机械通气，继续鼻导管吸氧，治疗 2 周左右停止氧疗。PCP治疗 2 周后开始服用抗病毒药物，方案为艾考恩丙替片，用药后无不良反应。

【转归及随访】

患者出院时体温正常，无胸闷、气短等不适表现，胸部 CT 显示病变明显吸收。出院后继续服用抗病毒药物，规律门诊复查，随诊 3 年，未再发生机会性感染，最近一次复查 HIV 载量检测不出，CD4$^+$T 淋巴细胞 540 cells/μL。

病例分析

艾滋病，即获得性免疫缺陷综合征（acquired immunodeficiency syndrome，AIDS），其病原体为人类免疫缺陷病毒（human immunodeficiency virus，HIV）。HIV 主要侵犯人体的免疫系统，主要表现为 CD4$^+$T 淋巴细胞数量减少及功能下降，最终导致人体细胞免疫功能缺陷，引起各种机会性感染和肿瘤的发生。PCP 是艾滋病患者最常见的机会性感染，主要症状包括进行性呼吸困难、干咳和体温轻度升高。乳酸脱氢酶可能升高。胸部计算机断层扫描的典型表现是双侧磨玻璃样阴影，伴或不伴囊性病变。确诊依靠病原学检查如痰液

或支气管肺泡灌洗 / 肺组织活检等发现肺孢子菌的包囊或滋养体。该患者亚急性起病，呼吸困难逐渐加重，伴有发热、胸闷，无肺部阳性体征，血乳酸脱氢酶升高，真菌 D- 葡聚糖升高，胸部 CT 呈典型的双肺磨玻璃病变，肺泡灌洗液六胺银染色阳性，PCP 诊断明确。

PCP 针对病原的治疗首选复方磺胺甲噁唑（Trimethoprim-Sulfamethoxazole，TMP-SMX），该复合制剂每片含磺胺甲噁唑（SMZ）0.4 g 和甲氧苄啶（TMP）0.08 g。轻中度患者口服 TMP 15 ～ 20 mg/（kg · d），SMZ 75 ～ 100 mg/（kg · d），分 3 ～ 4 次用，疗程 21 天，必要时可延长疗程。TMP-SMX 的不良反应较多，且耐药率有所升高，文献报道 TMP-SMX 联合卡泊芬净治疗肺孢子虫肺炎效果较好。对于中重度患者，即 PaO_2 < 70 mmHg 或肺泡 – 动脉血氧分压差 > 35 mmHg，早期（72 小时内）可应用糖皮质激素治疗，醋酸泼尼松龙 40 mg 口服，每日 2 次；5 天后减量为 20 mg 口服，每日 2 次；5 天后减量至每日 20 mg，至疗程结束。通常在抗 PCP 治疗的 2 周内开始抗反转录病毒治疗（highly active anti-retroviral therapy，HAART）。该患者体重 55 kg，复方磺胺甲噁唑片按照上述剂量服用，用药过程中出现转氨酶升高，加用保肝治疗后，转氨酶降至正常。醋酸泼尼松龙用药按照上述方案进行，整体治疗时间为 21 天，患者症状消失，胸部 CT 病变吸收明显，治疗效果好，未延长治疗时间。该患者在治疗 2 周时启动 HAART。

无创机械通气（noninvasive ventilation，NIV）通过鼻罩、面罩、头罩提供正压通气支持，保持了上气道的完整，可避免与人工气道建立相关的各种并发症的发生，无须常规应用镇痛、镇静剂。NIV 可减少呼吸功和改善气体交换，对早期呼吸功能障碍患者可降低气管插管率，减少恶性呼吸衰竭的发生。一般情况下当患者出现中重度呼吸困难，动用辅助呼吸肌，腹式呼吸，常规氧疗方法不能维持氧合或氧合障碍有恶化趋势可应用 NIV。NIV 的绝对禁忌证是呼吸暂停及各种原因导致患者无法佩戴面罩。NIV 的相对禁忌证有气道分泌物多或者排痰困难、严重感染、极度紧张不能配合、严重低氧血症、严重酸中毒、过度肥胖、近期曾行上气道手术和多器官功能障碍等。无创通气可能引起与面罩 / 头罩相关的不适、因漏气引起的未被识别的人机不同步情况及胃充气等情况，需要根据患者耐受情况及监测指标及时调整。对于艾滋病并发呼吸衰竭患者，早期应用 NIV 治疗低氧性呼吸衰竭，可以改善通气和氧合，延长生存时间，改善预后，相对于有创机械通气可减少继发感染的发生率。患者氧合改善情况，与 PEEP 的设定在一定范围内呈直线关系。该患者进行性呼吸困难明显，采用 NIV 辅助治疗。患者配合度高，治疗过程中未诉不适，未发生漏气等情况，治疗过程 NIV 设置的压力条件偏低，可满足患者需求，经治疗后患者呼吸衰竭情况改善明显，避免进行气管插管，成功序贯传统氧疗并好转出院。

病例点评

　　该病例为典型艾滋病合并 PCP 机会性感染，因 PCP 导致肺部间质性病变诱发呼吸功能受损，通常表现为低氧性呼吸衰竭，因其亚急性起病、呼吸困难进展相对缓慢的特点，严格意义上不符合 ARDS 的诊断，但在呼吸支持上仍需遵循 ARDS 的肺保护性通气原则。免疫缺陷患者建立人工气道可增加继发感染风险，从而影响患者临床结局，所以无创呼吸支持具有很大优势，重点在于适应人群筛选、启动时机、切换有创通气时机的把握。对于已经存在肺内囊腔样改变，具有较高气胸/纵隔气肿风险的患者，不适宜应用无创机械通气。在 NIV 支持的情况下不仅需要关注氧合，还要注意潮气量、呼吸频率、分钟通气量等指标，如持续过高的潮气量或呼吸频率过快，提示患者有较大的跨肺压及呼吸做功，应及时向有创机械通气切换。

【参考文献】

1. 中华医学会感染病学分会艾滋病丙型肝炎学组，中国疾病预防控制中心 . 中国艾滋病诊疗指南（2018 年版）. 中华内科杂志，2018，57（12）：867-884.

2. WANG T，ZHANG L，LUO K，et al. Noninvasive versus invasive mechanical ventilation for immunocompromised patients with acute respiratory failure：a systematic review and meta-analysis. BMC Pulm Med，2016，16（1）：129.

3. LEMIALE V，MOKART D，RESCHE-RIGON M，et al. Effect of noninvasive ventilation vs oxygen therapy on mortality among immunocompromised patients with acute respiratory failure：a randomized clinical trial. Jama，2015，314（16）：1711-1719.

4. LIU C，HE Y，XIAO G，et al. Analysis of the clinical effect of noninvasive mechanical ventilation in AIDS patients complicated with pneumonia. Am J Transl Res，2021，13（4）：3794-3799.

5. COUDROY R，FRAT J P，BOISSIER F，et al. Early，identification of acute respiratory distress syndrome in the absence of positive pressure ventilation：implications for revision of the berlin criteria for acute respiratory distress syndrome. Crit Care Med，2018，46（4）：540-546.

（郝京京　整理）

病例 11
艾滋病合并呼吸衰竭有创机械通气治疗 1 例

病历摘要

【基本信息】

患者，男性，56岁，主因"发热伴呼吸困难12天"入院。

现病史：患者12天前开始出现发热，体温最高39℃，伴有呼吸困难，初期为活动后气短，无咳嗽、咳痰，无胸痛、胸闷，无盗汗，外院胸部CT检查提示双肺间质性炎症，部分实变，考虑肺部细菌性感染，予以头孢菌素抗感染治疗，症状无好转。患者自觉呼吸困难进行性加重，安静状态下即存在气短，活动后明显加重，再次于外院就诊，复查胸部CT提示肺内病变加重，并出现Ⅰ型呼吸衰竭（PaO$_2$ 55 mmHg，PaCO$_2$ 39 mmHg），予以储氧面罩吸氧，头孢哌酮舒巴坦、左氧氟沙星、更昔洛韦、复方磺胺甲噁唑、甲泼尼龙抗感染、抗炎治疗。2天前患者HIV初筛试验回报结果阳性，考虑艾滋病，患者为进一步治疗转入我院。

流行病学史：有高危性行为史，否认输血史，否认吸毒史。

【体格检查】

体温37℃，脉搏75次/分，血压130/85 mmHg，呼吸23次/分，SpO_2 94%（储氧面罩吸氧，氧流量10 L/min），体重45 kg，BMI 16.5 kg/m^2。患者体形消瘦，急性病容，平车推入病房，神志清楚，精神不振，查体合作。全身皮肤黏膜颜色正常，口唇轻度发绀。全身浅表淋巴结未触及异常肿大。口腔可见黏膜白斑，不易刮除，双侧扁桃体无肿大。胸廓对称，双侧呼吸运动均匀对称，无增强或者减弱，双肺叩诊呈清音，双肺呼吸音清，未闻及干湿啰音及胸膜摩擦音。心律齐，与脉搏一致，各瓣膜听诊区未闻及病理性杂音。腹部查体无异常，下肢无水肿，双侧病理征阴性。

【辅助检查】

WBC 4.5×10^9/L，NE% 68.7%，LY% 8.92%，RBC 3.35×10^{12}/L，HCT 30.8%，Hb 103.0 g/L，PLT 124.4×10^9/L。CRP 8.9 mg/L，PCT < 0.05 ng/mL。K^+ 3.83 mmol/L，Na^+ 134.60 mmol/L，Cl^- 100.90 mmol/L，UREA 8.11 mmol/L，Cr 63.00 μmol/L，GLU 7.01 mmol/L，TCO_2 23.60 mmol/L，ALT 59.5 U/L，AST 40.0 U/L，TBIL 6.7 μmol/L，DBIL 2.6 μmol/L，ALB 32.9 g/L，LDH 268 U/L。动脉血气分析（储氧面罩吸氧，氧流量10 L/min）：pH 7.397，$PaCO_2$ 39 mmHg，PaO_2 104 mmHg，SaO_2 99%，PaO_2/FiO_2 173 mmHg。HIV初筛和确证试验阳性，$CD4^+$ T淋巴细胞7 cells/μL，HIV载量51 723 copies/mL。血清曲霉菌半乳甘露聚糖检测0.05，真菌D-葡聚糖485 pg/mL。肺泡灌洗液六胺银染色阳性。胸部CT：两肺内可见多发磨玻璃影、斑片及网格影，两

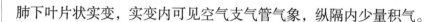

肺下叶片状实变，实变内可见空气支气管气象，纵隔内少量积气。

【诊断】

艾滋病，肺孢子菌肺炎（pneumocystis pneumonia，PCP），Ⅰ型呼吸衰竭，纵隔气肿，鹅口疮（口腔念珠菌感染），消耗综合征。

【诊疗经过】

患者入科时用储氧面罩吸氧，氧流量10 L/min，呼吸频率23次/分，SpO_2 94%，患者诉喘憋，查体双肺呼吸音清，未闻及干湿啰音。入科后嘱患者卧床休息，减少活动，持续面罩氧疗。考虑患者HIV抗体初筛阳性，口腔黏膜白斑，胸部CT可见比较典型的双肺多发磨玻璃影，考虑HIV感染、PCP可能性大、鹅口疮，因此经验性给予复方磺胺甲噁唑治疗PCP，甲泼尼龙减轻炎症反应，氟康唑抗真菌治疗。

入院第2天复查肺部CT：两肺内可见多发磨玻璃影、斑片及网格影，两肺下叶片状实变，实变内可见空气支气管气象，纵隔内少量积气。患者呼吸困难进行性加重，呼吸窘迫明显，查体未见三凹征，辅助呼吸肌运动明显，氧合状况恶化，呼吸频率增快至40次/分，ROX指数由6.8下降至3.6，氧合指数由173 mmHg下降至80 mmHg，完善胸部X线片检查，未见气胸和皮下气肿，纵隔内少量积气（较前无增加），考虑呼吸衰竭进展为肺部病变加重所致。期间尝试应用经鼻高流量氧疗，呼吸窘迫表现无改善，遂行气管插管术，进行有创呼吸机辅助通气，同时持续静脉泵入咪达唑仑、芬太尼持续镇静镇痛。有创机械通气设置为：压力控制模式，f 15～20次/分，PC 12～16 cmH_2O（目标潮气量6 mL/kg PBW），PEEP 8～10 cmH_2O，FiO_2 0.4～0.7，监测SpO_2维持在93%以上，无CO_2潴留。针对PCP和鹅口疮药物治疗调整，加用卡泊芬净联合复方磺胺甲噁唑治疗PCP，继续应用糖皮质激素，停用氟康唑。

机械通气后患者氧合改善，但纵隔气肿的积气量增加，且出现皮下气肿，加深镇静镇痛程度，抑制自主呼吸，进一步降低驱动压及潮气量，目标潮气量降至 5 ～ 5.5 mL/kg PBW，增加呼吸频率以避免二氧化碳潴留，并行气管切开术，有利于纵隔积气排出。此后患者呼吸情况改善，气管切开术 2 周后复查肺部 CT 显示纵隔气肿、皮下气肿完全吸收，肺部病变改善，减停镇静镇痛药物，恢复自主呼吸，调整呼吸机为压力支持模式。

患者于机械通气期间脓性痰增多，体温、血象再次升高，下呼吸道分泌物培养报告铜绿假单胞菌，对头孢他啶、阿米卡星、多黏菌素、庆大霉素敏感，考虑继发呼吸机相关性肺炎，加用头孢他啶＋阿米卡星联合抗感染，同时实施体位引流、加强肺部物理治疗并予以气管镜下吸痰。1 周左右继发感染情况得以控制。

机械通气 3 周后成功撤机，气切套管接人工鼻吸氧，氧流量 5 L/min。复方磺胺甲噁唑用药共 4 周，甲泼尼龙应用 3 周，卡泊芬净用药 2 周后停用，PCP 治疗 3 周后启动 HARRT，方案为替诺福韦＋拉米夫定＋洛匹那韦利托那韦。

【转归及随访】

住院 4 周后因患者咳嗽力量弱，气道廓清能力差，带气切套管转回当地医院继续治疗。出院 2 周后成功拔出气切套管。随诊 5 年，患者规律服用抗病毒药物，免疫重建成功，定期复查，未再发生机会性感染。

病例分析

有创机械通气是救治急性呼吸衰竭和急性呼吸窘迫综合征的重

要手段。有创机械通气的目标是改善肺部气体交换，缓解呼吸窘迫症状，结合适当的镇静和神经肌肉阻滞剂的使用，实现肺保护性通气，为肺部病变的修复提供时间。发生呼吸衰竭时因为呼吸力学的改变（如肺顺应性下降、气道阻力增加等）或呼吸需求的增加，导致呼吸做功增加，容易引起呼吸肌疲劳。有创机械通气可以承担部分或全部的呼吸做功，从而避免或减轻呼吸肌疲劳。

调整呼吸机设置以满足机体气体交换的需求（足够的肺泡通气量），同时应将医源性并发症的风险降至最低。机械通气调整的原则包括以下几方面：①最大限度地降低平台压和潮气量，必要时采取允许性高碳酸血症的原则（颅内高压患者除外），以降低呼吸机相关肺损伤的风险；②有条件的进行肺复张及最佳呼气末正压设定以开放塌陷肺泡、维持肺泡稳定、改善氧合；③避免持续高浓度氧疗，过高的氧浓度可能进一步使肺泡萎陷、增加氧自由基生成、加重炎症反应。若设置不当，有创机械通气会引起诸多病理生理学紊乱，包括：呼吸机相关肺损伤、内源性 PEEP、心输出量减少、低血压和颅内压增高等。

免疫功能低下患者住院死亡率逐年改善，但仍高于免疫力正常人群，特别是接受机械通气的患者。早期艾滋病合并急性呼吸衰竭的患者，机械通气时气压伤发生率高，一旦发生，病死率高达 80% ~ 100%，并且由于免疫缺陷，继发感染比例较高，因此主张尽量避免对此类患者实施有创机械通气。但是，随着机械通气理念的进步，肺保护性通气策略的实施及呼吸机相关感染防治手段的提升，接受机械通气患者的生存率已经明显提高，尤其是对于严重呼吸衰竭的患者。有研究显示使用机械通气的艾滋病患者医院存活率可达 55%。

该患者入院后呼吸困难进行性加重，呼吸窘迫明显，传统氧疗效果不佳。根据病变程度、进展速度、氧合情况、呼吸频率及肺部影像学特点综合分析后及时实施有创机械通气。按照肺保护性通气策略进行辅助通气，因患者存在纵隔气肿的情况，选择压力控制模式，避免气压伤进一步加重。本患者进行 PEEP 设定时，我们参考 ARDSnet 低 PEEP/ 高 FiO_2 方案进行设置。在兼顾潮气量、气体交换、压力损伤、内源性 PEEP 等情况下，设置呼吸机支持条件，并密切监测气压伤的发生，当气压伤出现 / 进展后进一步降低潮气量，加深镇静抑制自主呼吸，并进行气管切开避免纵隔气体积聚对纵隔内脏器产生影响。

患者深镇静、无自主呼吸的情况下，咳嗽反射及气道廓清能力下降导致呼吸机相关性肺炎的发生，致病菌为院内获得性肺炎常见的致病菌——铜绿假单胞菌，根据药敏结果及时进行抗生素调整，减轻镇静深度，逐渐恢复自主呼吸，并行气管镜下吸痰和体位引流，感染被及时控制。但呼吸机相关肺炎的预防更为重要，措施包括体位（床头抬高 30°～ 45°）、口腔护理、手卫生、气道加温加湿、体位引流、肺部物理治疗，以及尽可能缩短控制通气和人工气道保留时间等。

对于危重呼吸衰竭患者，有创机械通气为原发肺部疾病 PCP 的治疗提供了时机，PCP 治疗调整药物后，效果较好，有创机械通气过程中出现了继发感染，在予以处理后均好转，患者预后佳。

病例点评

对于 PCP 合并呼吸衰竭患者使用有创机械通气时如何选择最佳 PEEP 尚无明确的指导意见。提高 PEEP 可以改善氧合，但随着 PEEP

水平的升高，由于 Haldane 效应及伴随 PaO_2 改善而改变的通气 / 灌注比，会使 $PaCO_2$ 有轻微升高，并且会影响血流动力学的稳定。另外，PCP 患者渗出性病变及间质纤维增生同时存在，部分患者出现多发囊腔改变，肺内病变不均质性增强导致呼吸机相关肺损伤发生率增高。有研究认为此类患者 PEEP 应设置在 $10.5 \sim 11.4\ cmH_2O$ 水平，未观察到明显的不良影响。我科进行的小样本研究结果显示：经食管测压法估测胸膜腔内压设置的 PEEP 水平和 ARDSnet 低 PEEP/ 高 FiO_2 方案设置的 PEEP 水平相当，且对于呼吸和循环的影响无明显差异。尚需扩大样本量进一步验证上述结论。

【参考文献】

1. 中华医学会感染病学分会艾滋病丙型肝炎学组，中国疾病预防控制中心 . 中国艾滋病诊疗指南（2018 年版）. 中华内科杂志，2018，57（12）：867-884.

2. AZOULAY E，MOKART D，PÈNE F，et al. Outcomes of critically ill patients with hematologic malignancies：prospective multicenter data from France and Belgium-a groupe de recherche respiratoire en réanimation onco-hématologique study. J Clin Oncol，2013，31（22）：2810-2818.

3. BARBIER F，POUX A，CANET E，et al. Temporal trends in critical events complicating HIV infection：1999-2010 multicentre cohort study in France. Intensive Care Med，2014，40（12）：1906-1915.

4. BARBIER F，MER M，SZYCHOWIAK P，et al. Management of HIV-infected patients in the intensive care unit. Intensive Care Med，2020，46（2）：329-342.

5. ANJOS C F，SCHETTINO G P，PARK M，et al. A randomized trial of noninvasive positive end expiratory pressure in patients with acquired immune deficiency syndrome and hypoxemic respiratory failure. Respir Care，2012，57（2）：211-220.

（郝京京　整理）

病例 12
艾滋病合并感染性心内膜炎 1 例

病历摘要

【基本信息】

患者，男性，27 岁，主因"间断发热，咳嗽，咳痰 4 个月，加重伴气短 10 天"收入院。

现病史：患者 4 个月前出现发热，多于夜间体温升高，峰值 40 ～ 41℃，有畏寒、寒战，咳嗽，咳黄色稀薄痰液，偶有血丝。就诊于当地社区医院，诊断为"上呼吸道感染"，给予抗感染和对症治疗（具体不详），应用退热药物后体温可降至正常，次日夜间再次发热，同时患者出现双下肢水肿，尿量减少，24 小时尿量约 800 mL。3 月余前就诊于当地三级医院，查体双肺呼吸音粗，可闻及痰鸣音及湿啰音，双下肢中度可凹性水肿，化验"尿常规尿蛋白（＋），血

99

肌酐 157 μmol/L，血清 ALB 24.6 g/L，血常规 WBC 7.9×10^9/L、NE% 60.6%、Hb 79 g/L、PLT 66×10^9/L，HCV- 抗体阳性，HIV- 抗体待确证"，超声心动图示"右心增大、三尖瓣上异常回声、瓣口中度反流、少量心包积液"，腹部超声"肝脾大、双肾增大并弥漫性改变"。当地医院给予哌拉西林钠 / 他唑巴坦钠联合万古霉素抗感染，口服利尿剂等治疗 4 天，病情略有好转，当地疾病控制中心报 HIV 确证试验阳性，但患者强烈要求自动出院。出院后仍有发热、咳嗽，2 个月前在当地传染病医院住院治疗约 20 天，体温降至正常后出院。入院前 10 天患者再次发热，体温最高 40℃，仍以夜间发热为主，活动后感气短，无明显呼吸困难，于社区医院应用头孢曲松钠和双黄连等治疗未见好转。为进一步诊治来我院急诊，测血压 75 ~ 85/35 ~ 45 mmHg，给予生理盐水扩容后血压略有改善，以"艾滋病、感染性心内膜炎、脓毒症休克"收入 ICU。发病以来食欲欠佳，近 3 天进食极少，伴轻度腹泻，为黄色不成形便，每日 3 ~ 4 次，已自行缓解，体重无明显下降。

既往史：平素健康状况一般，否认慢性疾病史及手术史。

个人史：否认冶游史，吸烟史 7 ~ 8 年，每天 2 ~ 3 支，静脉药物成瘾 7 ~ 8 年。

【体格检查】

体温 37.4℃，脉搏 120 次 / 分，呼吸 25 次 / 分，血压 118/54 mmHg，BMI 18.6 kg/m²，APACHE-Ⅱ 评分 15 分，格拉斯哥昏迷评分（GCS）15 分。体形消瘦，肩部、双下肢近端可见抓痕，未见奥斯勒（Osler）结节，皮肤温度稍高，皮肤弹性正常，未见淤点、淤斑及皮下出血，口腔黏膜未见溃疡。双肺呼吸音粗，右肺可闻及散在湿啰音，双肺未闻及哮鸣音。心律齐，心脏各瓣膜听诊区未闻及病理性杂音。腹软，无压痛、反跳痛。双下肢无水肿，双侧病理征阴性。

【辅助检查】

血常规：WBC 6.79×10^9/L、NE% 83.24%、Hb 105 g/L、PLT 24.4×10^9/L。

降钙素：53.5 g/L。

血沉：125 mm/h。

$CD4^+$ T 淋巴细胞 40 cells/μL。

电解质＋肾功能：K^+ 3.6 mmol/L、Na^+ 127.5 mmol/L、Cl^- 94.1 mmol/L、BUN 19.78 mmol/L、Cr 231.9 μmol/L。

肝功能：ALT 37.6 U/L、AST 24.5 U/L、TBIL 37.4 μmol/L、DBIL 23.2 μmol/L、ALB 30.2 g/L。

动脉血气分析（吸入氧浓度 40%）：pH 7.339、$PaCO_2$ 29.6 mmHg、PaO_2 61 mmHg、BE −10 mmol/L、HCO_3^- 15.9 mmol/L、SaO_2 90%、Lac 4.42 mmol/L，PaO_2/FiO_2 152 mmHg。

尿常规：pH 5、比重 1.02、尿蛋白（＋＋＋）、尿胆红素（＋＋）。

凝血功能：APTT 49.2 s、PTA 68%、D- 二聚体 1327 μg/L。

心肌酶：LDH 218.8 U/L、CK-MB 28 U/L、CK 615.1 U/L。

BNP：12 333 pg/L。

血培养：甲氧西林敏感的金黄色葡萄球菌（MSSA）。

超声心动图：三尖瓣后叶赘生物形成（20 mm×11 mm），右心增大，三尖瓣少量反流，心包积液少量（最深处收缩末 12 mm），右心功能减低。

腹部超声：肝大，脾大，胆汁淤积，胰腺肾脏未见异常。

胸部 CT（图 12-1）：双肺弥漫团絮状、斑片状高密度灶。

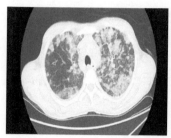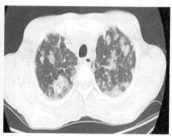

图 12-1　胸部 CT

【诊断】

艾滋病，感染性心内膜炎，右心功能不全，脓毒症休克，肾小球肾炎，急性肾损伤，细菌性肺炎，急性 I 型呼吸衰竭。

【诊疗经过】

1. 诊断依据

（1）艾滋病：青年男性，有多年静脉药物成瘾史，4 个月来反复发热、乏力，HIV 确证试验阳性，CD4$^+$T 细胞小于 200 cells/μL，故诊断艾滋病明确。

（2）感染性心内膜炎：患者为静脉药物成瘾者，是感染性心内膜炎高危人群；反复发热 3 个月，具有心功能不全和多器官损伤表现；超声心动图可见右心增大，三尖瓣上异常回声、瓣口中度反流；血培养为 MSSA。上述表现符合感染性心内膜炎改良 Duke 诊断标准，为自身瓣膜、静脉药物成瘾者心内膜炎、右心受累。

（3）脓毒症休克：入院时高热，血压最低 68/36 mmHg，血乳酸水平升高（4.42 mmol/L），存在急性肾损伤，需要去甲肾上腺素维持血压，序贯器官衰竭的检测（SOFA）评分 2 分以上，符合脓毒症休克诊断标准。

（4）细菌性肺炎：发热、咳嗽、咳痰，肺部湿啰音，肺部 CT 示双肺内散在斑片状致密影、右肺上叶及双肺下叶部分实变、部分病灶内空洞形成，结合超声心动图所见三尖瓣赘生物，考虑肺部病变为来自右心系统的转移性感染灶，金黄色葡萄球菌肺炎可能性大。

（5）肾小球肾炎：患者下肢水肿、尿量减少，尿蛋白阳性，血清肌酐升高 3 个月以上，肾小球肾炎可能性大，既可能是感染性心内膜炎的免疫表现，也可能为 HIV 感染相关肾病，需病理检查进一步证实。

2. 治疗方案

（1）一般支持治疗：①卧床休息；②加强监护，记录出入量；③对症退热；④加强营养支持；④戒毒治疗和心理疏导；⑤预防下肢深静脉血栓形成。

（2）循环支持：①休克的处理：入院时血压最低 68/36 mmHg，立即开始脓毒症早期目标化方案治疗，开始经验性抗生素治疗，在有创血流动力学监测下进行液体复苏，去甲肾上腺素 1 μg/（kg·min）升压，联合多巴酚丁胺强心治疗，目标血压：平均动脉压（MAP）65 mmHg。每日评估液体平衡、容量反应性，在维持目标血压的情况下，逐步下调去甲肾上腺素和多巴酚丁胺剂量，直至住院第 15 天完全停用。②感染性心内膜炎的处理：患者为静脉吸毒人群，金黄色葡萄球菌是最常见的导致感染性心内膜炎的病原菌，但该患者同时存在免疫缺陷，有合并革兰氏阴性菌感染的可能，早期经验性给予去甲万古霉素 0.8 g，每日 2 次，联合头孢哌酮舒巴坦 3 g 每日 2 次抗感染。入院第 8 天，患者曾出现室上性心动过速，心室率 208 次/分，给予胺碘酮药物复律。同时寻求外科干预手段，心外科会诊认为患者目前存在多器官功能不全，建议继续药物治疗。入院第 10 天，多次确认血培养为金黄色葡萄球菌，痰培养无其他致病菌，停用头孢哌酮舒巴坦，继续去甲万古霉素抗感染。

（3）呼吸支持：入院第 1 天鼻导管吸氧 3～5 L/min，SpO_2 可维持在 95% ～ 98%。第 2 天呼吸衰竭加重，储氧面罩氧疗仅可维持 SpO_2 在 88% ～ 90%，呼吸窘迫，呼吸频率 40 次 / 分左右。立即行气管插管和有创呼吸机支持，小潮气量保护性肺通气策略，PEEP 设置 12 cmH_2O，予以镇静镇痛。呼吸衰竭和心功能逐渐改善，于入院第 18 天成功撤离呼吸机并拔除气管插管。

（4）艾滋病相关治疗：患者病情危重，高热，多器官功能障碍，急性期不宜开展抗反转录病毒治疗（ART）。患者 CD4$^-$T 淋巴细胞低，给予复方磺胺甲噁唑 2 片每日口服预防肺孢子菌肺炎（PCP）。

（5）其他治疗：输注红细胞、血浆和血小板改善贫血和凝血障碍，同时补充维生素 B_{12}、铁剂、叶酸等造血原料。

【转归及随访】

入院第 17 天复查超声心动图，三尖瓣瓣膜赘生物消失，入院第 19 天转出 ICU，住院第 22 天，患者无发热，饮食可，生命体征平稳，开始进行 ART，出院并嘱其在当地医院继续治疗。

病例分析

感染性心内膜炎（infective endocarditis，IE）是由细菌、真菌或其他病原微生物感染产生的心脏瓣膜和（或）心脏内膜炎症。该病 1 年病死率接近 20% ～ 40%，住院病死率大约为 22%。

IE 的诊断普遍采用改良 Duke 标准（表 12-1）。主要危险因素包括：既往心内膜炎，结构性心脏病，静脉注射药品，免疫力低下（HIV、糖尿病和恶性肿瘤等），医源性感染（手术置入物、无菌操作不规范、血肿形成等），口腔卫生不良等。尽管大多数病例有发热、心脏杂音，但是在首次就诊时 Roth 斑、Janeway 损害、Osler 结节等

笔记

可能不常见，详尽的病史、易感因素、血培养和超声心动图检查等是诊断 IE 的关键。

HIV 感染者是 IE 的高危人群，发生 IE 后的病死率高达 30%（95% CI 19% ～ 46%）。静脉药物滥用者 IE 的发病率很高，并且以右心 IE 最常见，栓塞的发生率为 25% ～ 66.7%，主要为肺栓塞。静脉药物滥用者的右心 IE 中，病原菌以金黄色葡萄球菌常见，发生率为左心 IE 的 2 倍。

对于自身瓣膜感染性心内膜炎，病原学为对甲氧西林敏感的葡萄球菌，建议静脉滴注氯唑西林或苯唑西林 12 g/d（分 4 ～ 6 次给药），疗程 4 ～ 6 周，不推荐联合庆大霉素。替代治疗为磺胺甲噁唑 4800 mg/d 和甲氧苄啶 960 mg/d（分 4 ～ 6 次给药），疗程为 1 周静脉，序贯 5 周口服，同时联合克林霉素 1800 mg/d（分 3 次给药），疗程 1 周。若对青霉素过敏，静脉注射万古霉素 30 ～ 60 mg/（kg·d）（分 2 ～ 3 次给药），疗程 4 ～ 6 周。对于静脉药物滥用者且合并免疫功能低下（CD4$^+$ T 淋巴细胞 < 200 cells/μL）的右心 IE 患者，糖肽类抗生素需要使用 4 ～ 6 周的标准治疗方案。万古霉素的血清谷浓度水平应保持在 15 ～ 20 μg/mL，建议输注时长至少 1 小时，以减少"红人综合征"的发生率。

本例患者有长期静脉药物滥用，HIV 感染并进入艾滋病期，3 月余前超声心动图即可看到三尖瓣瓣膜赘生物，但患者并未重视，虽应用万古霉素抗感染，疗程明显不足。入住我院后病情十分危重，并发休克、心功能不全、AKI 和呼吸衰竭等严重并发症，迅速给予去甲万古霉素联合头孢哌酮舒巴坦抗感染，积极和恰当的血流动力学支持和呼吸机支持，为患者的生存赢得时机。最终经过 3 周左右的治疗，多器官功能障碍得到纠正，复查超声心动图瓣膜赘生物消失。

表 12-1 改良的 Duke 标准

诊断	表现
主要标准	① 血培养阳性：2 次血培养检出同样的感染性心内膜炎典型致病微生物；血培养持续阳性，且至少间隔 12 小时以上取样检出同一致病微生物 ② 心内膜感染证据：超声心动图、CT、MRI 或 PET-CT 检查发现心内赘生物、脓肿形成或新出现的瓣膜反流
次要标准	① 易感因素：易于患病的心脏状况或静脉药物依赖者 ② 发热：体温 > 38℃ ③ 血管表现：重要动脉栓塞、脓毒性非梗死性或真菌性动脉瘤、颅内出血、结膜出血或 Janeway 损害 ④ 免疫学表现：肾小球肾炎、Osler 结节、Roth 斑或类风湿因子阳性 ⑤ 阳性血培养结果，但未达到主要标准 ⑥ 影像学检查结果未达到主要标准
感染性心内膜炎	2 个主要标准；或 1 个主要标准 +3 个次要标准；或 5 个次要标准
疑似感染性心内膜炎	1 个主要标准和 1 个次要标准；或 3 个次要标准

病例点评

感染性心内膜炎是严重的感染性疾病，艾滋病合并 IE 治疗更为困难。危险因素不同，IE 的临床表现和病原体特点不同。存在基础瓣膜病变的 IE 以甲型链球菌感染较为常见，而无基础瓣膜病变的 IE 则以致病力更强的细菌多见，如金黄色葡萄球菌等。近年来，随着有创性血管内操作的增加，以及老龄化、艾滋病、免疫抑制剂应用等造成免疫低下人群增多，IE 的风险也随之有所增加，各个专业的临床医生都需要提高警惕，早期识别 IE，怀疑 IE 就需要反复经胸超声心动图检查或经食管超声检查。IE 的治疗包括药物治疗和手术治疗，需要根据治疗应答、心脏瓣膜损害程度和病原体特点等因素选择外科介入的时机。重视病原学诊断，尽早和反复进行血培养等手段，争取获得病原体信息。抗生素治疗是 IE 治疗的基础和主要手段，根据危险因素、临床特征和病原学结果，选择恰当的抗生素覆盖可

笔记

能的致病菌。细菌对药物的敏感性在不断变化，金黄色葡萄球菌对万古霉素的敏感性有下降趋势，保持有效的血清谷浓度水平是提高疗效的前提。另外，早期、足量和足疗程是 IE 最终治愈的关键。

【参考文献】

1. 中华医学会胸心血管外科分会瓣膜病外科学组.感染性心内膜炎外科治疗中国专家共识.中华胸心血管外科杂志，2022，38（3）：146-155.

2. 中华医学会心血管病学分会，中华心血管病杂志编辑委员会.成人感染性心内膜炎预防、诊断和治疗专家共识.中华心血管病杂志，2014，42（10）：806-816.

3. LONG B，KOYFMAN A. Infectious endocarditis：an update for emergency clinicians. Am J Emerg Med，2018，36（9）：1686-1692.

4. BADDOUR L M，WILSON W R，BAYER A S，et al. Infective endocarditis in adults：diagnosis，antimicrobial therapy，and management of complications：a scientific statement for healthcare professionals from the American Heart Association. Circulation，2015，132（15）：1435-1486.

5. BOS J，ANTONIDES C，BARTH R E，et al. Course of disease and clinical outcome of infective endocarditis in HIV-infected individuals：a systematic review and meta-analysis. AIDS Rev，2020，22（4）：183-194.

6. CLARELIN A，RASMUSSEN M，OLAISON L，et al. Comparing right- and left sided injection-drug related infective endocarditis. Sci Rep，2021，11（1）：1177.

7. SCHEGGI V，DEL PACE S，CESCHIA N，et al. Infective endocarditis in intravenous drug abusers：clinical challenges emerging from a single-centre experience. BMC Infect Dis，2021，21（1）：1010.

8. HABIB G，LANCELLOTTI P，ANTUNES M J，et al. 2015 ESC Guidelines for the management of infective endocarditis：the task force for the management of infective endocarditis of the European Society of Cardiology（ESC）. Endorsed by：European Association for Cardio-Thoracic Surgery（EACTS），the European Association of Nuclear Medicine（EANM）. Eur Heart J，2015，36（44）：3075-3128.

（尹宁宁 整理）

病例 13
艾滋病合并新型隐球菌脑膜炎的重症救治 1 例

病历摘要

【基本信息】

患者，男性，28岁，主因"间断发热伴头痛二十余天"入院。

现病史：患者二十余天前无明显诱因出现发热，体温最高39℃，伴大汗及轻度喘憋，无畏寒、寒战，无咳嗽、咳痰，无腹痛、腹泻等，予退热治疗后症状改善。后间断出现发热，发热时间无明显规律，热型不典型和持续时间不定。发热时常伴有头痛，为前额部钻痛感，轻度头晕，非眩晕，感恶心，曾呕吐胃内容物数次，非喷射性呕吐，热退后头痛症状改善。头痛程度逐渐加重。2周前就诊于当地医院，考虑"结核性脑膜炎"，并予抗结核治疗，患者体温降至正常，但仍存在头痛，为持续性钝痛。住院期间化验抗HIV初筛阳性，

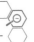

确证试验阳性。为进一步治疗入院。

流行病学史：5年内有高危性行为史，10年内有2次文身史。否认输血史，否认吸毒史。

【体格检查】

体温36.8℃，脉搏78次/分，血压110/70 mmHg，呼吸18次/分，SpO₂ 97%（未吸氧）。体重50 kg，BMI 17.7 kg/m²。神志清楚，查体合作，全身皮肤黏膜颜色正常，全身浅表淋巴结未触及异常肿大。双侧瞳孔等大等圆，对光反射灵敏，双肺呼吸音粗，未闻及干湿啰音。心律齐，各瓣膜听诊区未闻及病理性杂音。腹软，无压痛，下肢无水肿。神经科查体：脑膜刺激征（＋），颏胸四横指。颅神经未见异常，四肢肌力、肌张力正常，深浅反射正常引出，双侧巴宾斯基征阴性。

【辅助检查】

WBC 7.16×10⁹/L，NE% 71.20%，Hb 159.00 g/L，PLT 310.00×10⁹/L。CRP 0.4 mg/L，PCT＜0.05 ng/mL，ESR 8.00 mm/h。K⁺ 3.31 mmol/L，Na⁺ 132.1 mmol/L，Cl⁻ 94.2 mmol/L，UREA 3.09 mmol/L，Cr 51.4 μmol/L，ALT 30.8 U/L，AST 23.2 U/L，TBIL 6.9 μmol/L，ALB 40.3 g/L。CD4⁺ T淋巴细胞36 cells/μL。结核抗体：弱阳性反应。痰抗酸染色：未见抗酸杆菌。新型隐球菌抗原：阳性反应。腰椎穿刺测颅内压＞330 mmH₂O，脑脊液化验：无色微混、白细胞110个/μL、中性粒细胞比例4%、淋巴细胞比例96%、葡萄糖试验1-5管糖阴性、潘氏试验阳性、氯化物107 mmol/L、糖0.28 mmol/L、蛋白46.8 mg/dL。脑脊液涂片见到真菌孢子，墨汁染色见到新型隐球菌。脑脊液培养为新型隐球菌。

胸部 CT 平扫：左肺上叶空洞性结节、双下肺结节，考虑为隐球菌病可能。头颅 CT 平扫：右侧侧脑室前角旁可疑低密度灶。

【诊断】

艾滋病，隐球菌脑膜炎，隐球菌肺炎。

【诊疗经过】

入院后完善血液和脑脊液检查，以及头颅和胸部影像学，血新型隐球菌抗原阳性，腰椎穿刺脑脊液压力大于 330 mmH$_2$O，墨汁染色阳性，考虑隐球菌脑膜炎诊断明确，结合胸部 CT 空洞和结节表现，考虑同时存在隐球菌肺炎。治疗上患者绝对卧床，减少活动，床头抬高，吸氧，雾化排痰，协助经口进食，建立静脉通路，保证有效血容量、维持内环境稳定及静脉营养支持，导尿。抗真菌治疗予以两性霉素 B 0.7 mg/（kg·d）[初始给予 0.1 mg/（kg·d），无副作用，每日增加 5 mg] + 氟胞嘧啶 25 mg/kg，6 小时一次，口服，抗真菌治疗。用药初期每日复查血常规和电解质变化，患者出现与两性霉素 B 相关的严重不良反应：低钾血症和血小板减少。低钾血症持续存在，血小板快速下降，在用药 1 周后更换为氟康唑 800 mg/d + 氟胞嘧啶 25 mg/kg，6 小时一次，口服，继续抗真菌治疗，血钾水平正常，血小板水平逐渐恢复。抗真菌治疗的同时应用甘露醇脱水控制颅内压，因患者存在低钠血症，补充 3% 高张钠同时降低颅内压。患者头痛症状持续明显，间断行腰椎穿刺（隔日一次），脑脊液压力仍＞ 330 mmH$_2$O，用药 10 天后因头痛症状持续不缓解，出现嗜睡，且发生一次癫痫发作，表现为手脚抽搐，意识短暂丧失，持续时间约 2 分钟，给予抗癫痫治疗，同时行腰大池引流，控制颅内压，每日脑脊液引流量 300 ～ 350 mL，头痛明显缓解，神志转清。治疗 3 周后患者症状改善明显，拔除腰大池引流管。

【转归及随访】

抗真菌治疗 1 个月后启动高效抗反转录病毒治疗（highly active anti-retroviral therapy，HAART），方案：3TC+TDF+EFV，患者转回当地医院继续治疗。电话随访，患者恢复良好，抗真菌治疗时间共计 20 个月，于当地医院规律复诊，目前随访 5 年，最近一次复查，HIV 病毒载量测不出，CD4$^+$ T 淋巴细胞 400 cells/μL。

病例分析

隐球菌脑膜炎（cryptococcal meningitis，CM）是一种由新型隐球菌引起的中枢神经系统感染，是人类免疫缺陷病毒感染患者中常见的机会性感染之一。隐球菌脑膜炎临床主要表现包括发热、渐进性头痛、精神和神经症状。颅内压增高往往比较常见，头痛、恶心呕吐较激烈。该患者艾滋病确证试验阳性，CD4$^+$ T 淋巴细胞 36 cells/μL，合并机会性感染，已进入艾滋病期。此次发热伴头痛起病，腰穿压力高，WBC 110/HP，蛋白增高、糖明显降低、氯化物降低，涂片可见真菌孢子，墨汁染色（+）。查体脑膜刺激征阳性，头颅 CT：右侧脑室前角旁低密度灶。考虑隐球菌脑膜炎诊断明确。

CM 治疗分诱导期、巩固期及维持期。诱导期旨在尽快降低真菌负荷，治疗经典方案为两性霉素 B 联合 5- 氟胞嘧啶，诱导期治疗时间至少 4 周，在脑脊液培养转阴后改为氟康唑进行巩固期治疗至少 6 周，而后改为氟康唑维持治疗至少 1 年，持续至患者通过抗病毒治疗后 CD4$^+$ T 淋巴细胞计数＞100 cells/μL 并持续至少 6 个月时可停药。该患者两性霉素 B 从小剂量开始逐渐加量，仍出现了药物不良反应：低钾血症和血小板减少，两性霉素 B 其他常见的不良反应包括中性

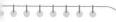

粒细胞减少、贫血、血肌酐升高、转氨酶和胆红素的升高等，在用药过程中需要密切监测相关指标的变化。若不良反应严重，出于患者安全性考虑需要更换治疗药物。

颅内压增高者需要积极降压治疗，常用的降颅内压方法有药物降压、腰椎穿刺引流、腰大池置管引流、侧脑室外引流、脑室－腹腔分流术等。该患者应用药物甘露醇和高张钠降颅压效果欠佳，患者反复腰椎穿刺大量释放脑脊液后颅内压力仍高，可能受益于临时腰大池引流，因头痛症状仍持续存在，且神志变差，癫痫发作，遂放置腰大池置管持续引流。关于颅内高压的处理，除放脑脊液直接降低颅内压方法外，其他需要关注的是患者体位的摆放，一般床头抬高30°，避免胸腹腔压力升高；减轻或缓解患者的疼痛和躁动；加强呼吸和氧合情况的监测，避免发生低氧血症和高碳酸血症，若有呼吸设备支持的情况，需要避免发生人机对抗；发热后积极控制体温；监测内环境的变化，特别是需要避免低钠血症的发生。若患者颅内压持续升高，需要警惕意识障碍发生，若出现昏迷或者癫痫发作，需要建立人工气道保护，避免窒息或者误吸。其他辅助药物乙酰唑胺、糖皮质激素或舍曲林等对控制颅内压没有作用。

艾滋病合并肺隐球菌病患者的胸部 CT 表现为单发或多发结节，结节内伴有空洞。若仅有隐球菌肺炎，推荐使用氟康唑，400 mg/d 口服或静脉滴注治疗，疗程 12 个月，如抗病毒治疗后 CD4+ T 淋巴细胞计数 > 100 cells/μL，治疗 1 年后停止氟康唑维持治疗。此患者同时合并隐球菌肺炎，肺内空洞形成，气道分泌物较少，且患者因严重的临床症状，未进行体位引流。经抗真菌治疗和物理排痰等治疗后患者病情好转。

关于隐球菌感染的抗病毒治疗时机选择，对于合并隐球菌肺炎

笔记

的患者应在治疗 2 周内尽早进行 HAART。对于合并隐球菌脑膜炎的患者过早进行 HAART 可能会增加病死率，故 HAART 应考虑适当延迟，一般以正规抗隐球菌治疗后 4 ～ 6 周启动 HAART 为宜。此患者启动 HAART 为正规治疗 4 周后，预后佳。

病例点评

　　隐球菌病是 AIDS 患者较为常见的机会性感染疾病，是导致患者死亡的主要原因之一，死亡率高达30%，新型隐球菌引起的亚急性或慢性深部真菌病，常常累及中枢神经系统和肺部，但亦可以侵犯骨髓、皮肤、黏膜和其他脏器。最为常见的隐球菌脑膜炎可伴有持久性颅内高压及神经系统损害，需要在抗感染的同时对颅内高压进行评估及治疗，严重的免疫缺陷状态、合并消耗综合征及抗真菌药物的毒副作用更是增加了救治难度。因此，对于 AIDS 合并隐球菌病患者的救治可能涉及颅内高压管理、呼吸支持、抗感染药物合理使用、药物不良反应监测、院内感染预防、营养支持等多项重症支持技术及理念。包括重症医学科在内的多学科合作将有利于此类患者救治成功率的提高。

【参考文献】

1. 中华医学会感染病学分会艾滋病丙型肝炎学组，中国疾病预防控制中心. 中国艾滋病诊疗指南（2018 年版）. 中华内科杂志，2018，57（12）：867-884.

2. RAJASINGHAM R，SMITH R M，PARK B J，et al. Global burden of disease of HIV-associated cryptococcal meningitis：an updated analysis. Lancet Infect Dis，2017，8（17）：873-881.

3. 刘正印，王贵强，朱利平，等．隐球菌性脑膜炎诊治专家共识．中华内科杂志，2018，57（5）：317-323.

4. BOULWARE D R，MEYA D B，MUZOORA C，et al. Timing of antiretroviral therapy after diagnosis of cryptococcal meningitis. N Engl J Med，2014，370（26）：2487-2498.

5. 黄耀，隋昕，宋兰，等．肺隐球菌病影像学表现．中国医学科学院学报，2019，41（6）：832-836.

（郝京京　整理）

病例 14
艾滋病并发大疱性表皮松解型药疹 1 例

病历摘要

【基本信息】

患者，男性，22 岁，因"反复发热 40 余天，皮疹 10 天，加重伴呼吸困难 3 天"急诊入院。

现病史：患者入院 40 余天前无明显诱因出现发热，于当地医院就诊，化验白细胞及淋巴细胞计数正常，CRP 58 mg/L，胸片未见异常，给予头孢地尼口服，阿奇霉素静脉滴注治疗，此后体温下降。入院前 10 天患者再次出现发热，自行口服对乙酰氨基酚缓释片退热治疗，次日出现皮疹，未重视。入院前 4 天发热加重，体温最高 40℃，无盗汗，无咳嗽、咳痰，无恶心、呕吐，无腹痛、腹泻，发病初期无胸闷，无呼吸困难。再次于当地医院就诊，查体见躯干部位散在皮疹，给予蓝芩口服液及肺力咳合剂治疗，并自行服用对乙酰氨基酚缓释片退热治疗，此后皮疹加重，伴眼部肿胀，结膜充血，口腔水疱并伴有破溃出血，随后颜面、前胸、后背处皮肤开始出现脱落，并逐步出现呼吸困难，入院前 1 天转至当地三级医院就诊，化验血常规：WBC 2.1×10^9/L、NE% 80.9%、Hb 119 g/L、PLT 60×10^9/L，CRP 23 mg/dL，查 HIV 抗体结果回报阳性，考虑 HIV 感染，转入我院。

既往史：体健，否认吸毒史、冶游史及同性性行为史，无手术史及输血史。

【体格检查】

体温 39.4℃，窦性心律，心率 128 次 / 分，血压 84/44 mmHg，呼吸 35 次 / 分，储氧面罩吸氧，氧流量 15 L/min，SpO_2 90%。神志清楚，精神萎靡；周身可见弥漫性红色斑丘疹，前胸、后背、肩部大片皮肤脱落，眼部皮肤可见皮下出血，口周皮肤渗血，伴血痂，牙龈可见出血、无溢脓；全身浅表淋巴结未触及异常肿大；双肺呼吸音粗，未闻及干湿啰音及胸膜摩擦音。心界不大，心律齐，各瓣膜听诊区未闻及病理性杂音，腹部平坦，全腹无压痛及反跳痛，腹部未触及包块，移动性浊音阴性。

【辅助检查】

炎症指标的动态变化见表 14-1。入院初期白细胞计数减少，而 PCT，CRP 及 G 试验结果显著增高，治疗过程中曾有所恢复，后期再次出现显著异常。肝、肾功能的动态变化见表 14-2。

表 14-1 炎症指标的动态变化

采样日期	WBC (10^9/L)	NE% (%)	RBC (10^{12}/L)	Hb (g/L)	PLT (10^9/L)	CRP (mg/L)	PCT (ng/mL)	G 试验 (pg/mL)
第 1 天	1.52	67.24	4.36	124.0	49.4	262.5	188.71	247.7
第 4 天	7.17	92.00	3.67	102.0	29.0	302.1	31.68	103.2

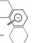
（续表）

采样日期	WBC（10^9/L）	NE%（%）	RBC（10^{12}/L）	Hb（g/L）	PLT（10^9/L）	CRP（mg/L）	PCT（ng/mL）	G 试验（pg/mL）
第 7 天	7.18	75.54	2.95	86.0	138.0	31.6	–	10.0
第 10 天	14.26	94.01	2.76	77.2	260.0	24.0	0.98	10.0
第 14 天	1.87	55.64	2.08	60.2	147.4	57.5	2.09	11.3
第 21 天	4.74	77.74	2.37	67.2	82.4	264	58.10	253.6

表 14-2　肝、肾功能的动态变化

采样日期	ATL（U/L）	AST（U/L）	TBIL（μmo/L）	DBIL（μmol/L）	ALB（g/L）	BUN（mmol/L）	Cr（μmol/L）
第 1 天	111.5	281.7	10.7	6.6	31.7	6.00	112.5
第 4 天	–	–	–	–	–	18.27	217.8
第 7 天	52.6	50.4	17.7	10.6	28.9	27.46	170.9
第 10 天	85.0	116.9	46.0	35.2	36.3	32.40	138.3
第 14 天	97.5	62.4	16.2	12.1	26.7	32.59	208.9
第 21 天	–	–	–	–	–	26.98	221.3

动脉血气（FiO_2 0.7）：pH 7.453，PCO_2 28 mmHg，PO_2 59 mmHg，BE 3.7 mmol/L。血清电解质：K^+ 3.55 mmol/L，Na^+ 123.0 mmol/L，Cl^- 92.5 mmol/L，Ca^{2+} 1.87 mmol/L，Mg^{2+} 0.74 mmol/L，P 0.41 mmol/L。尿常规：尿 pH 6.0，比重 1.020，葡萄糖（–），胆红素（–），蛋白（++），潜血（+++），红细胞 20/HPF，白细胞 7/HPF，病理管型（++++）。HIV 病毒载量：491 541 copies/mL，$CD4^+$ T 淋巴细胞 19 cells/μL。

【诊断】

艾滋病，大疱性表皮松解型药疹，皮肤感染，败血症，细菌性肺炎，脓毒症休克，Ⅰ型呼吸衰竭，急性肾损伤，肝功能异常。

【诊疗经过】

（1）一般处理：①保护性隔离；②卧床休息；③监护治疗，记录 24 小时出入量；④留置胃管、尿管及深静脉置管；⑤营养支持。

（2）呼吸衰竭的处理：给予气管插管，有创机械通气。

（3）休克的处理：结合病史、临床表现及相关化验结果，考虑休克类型为脓毒症休克，按照脓毒症休克集束化治疗方案，给予液体复苏；应用去甲肾上腺素维持血压；留取血、痰培养；静脉滴注抗生素抗感染。

（4）针对感染的处理：入院后考虑患者为多种治病微生物引起的混合感染，给予：①克林霉素针对艾滋病患者机会性感染常见的卡氏肺孢子菌抗感染治疗，应用 7 天后其肺泡灌洗液病理特殊病原学检查未见卡氏肺孢子菌，予以停用；②美罗培南覆盖常见院内获得性病原菌，抗感染治疗，住院第 5 天血培养结果为苯唑西林耐药的沃氏葡萄球菌，根据药敏结果加用万古霉素治疗；③患者 G 试验阳性，给予氟康唑针对皮肤感染常见的念珠菌治疗。入院后细菌培养结果见表 14-3。

表 14-3　细菌培养结果

采样日期	标本来源	培养结果
第 1 天	血	沃氏葡萄球菌（苯唑西林耐药）
	痰	金黄色葡萄球菌（MSSA）
第 5 天	血	人葡萄球菌（苯唑西林耐药）
第 14 天	深静脉置管尖段	鲍曼不动杆菌（XDR）
第 18 天	血	鲍曼不动杆菌（XDR）

注：MSSA：甲氧西林敏感金黄色葡萄球菌；XDR：泛耐药菌。

（5）针对药疹的处理：①严格无菌操作。②每日换药，糜烂渗出处予以康复新液湿敷，其他部位应用凡士林纱布覆盖。球、睑结膜处涂抹红霉素眼膏防止感染及结膜粘连。③牙龈及口腔黏膜每日予以醋酸氯己定擦拭，外阴、肛门每日应用聚维酮碘溶液冲洗。④应用甲泼尼龙抗炎，维生素 C 及葡萄糖酸钙静脉滴注抗过敏并给

笔记

118

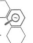

予丙种球蛋白抑制炎症介质释放、降低自身抗体产生。

（6）针对肾功能异常的处理：控制感染，补液维持肾脏灌注，避免肾毒性药物应用，监测尿量，纠正电解质、酸碱失衡。

【转归及随访】

患者共住院22天，此期间一直予以气管插管，呼吸机辅助通气，呼吸支持条件变化不大，计算氧合指数在200 mmHg左右。患者住院1周后部分皮损有愈合，但出现双眼剥脱性角结膜炎，部分球睑结膜粘连，眼睑闭合不全。住院第14天时因感染加重，停用甲泼尼龙，改为复方甘草酸苷抗炎、抗过敏治疗。患者的感染部位主要为血流感染，其早期感染经抗感染治疗1周后有所控制，体温及炎症指标下降，但住院2周后再次出现其他致病菌感染，并伴有肝肾功能恶化及下消化道出血，最终于住院第22天因脓毒症休克死亡。

病例分析

重症大疱性药疹（severe bullous drug eruption，SBDE）是一组T细胞介导的超敏反应，包括重症多形红斑、Stevens-Johnson综合征及大疱性表皮坏死松解症3种类型，后二者病情严重，死亡率较高。其中，大疱性表皮松解型药疹，常由磺胺类、解热镇痛类、抗生素类、巴比妥类药物引起，临床特点表现为：①起病急，皮疹多于1～4天发病，皮疹累及全身；②皮疹开始为弥漫性鲜红色或紫红色斑片，迅速出现松弛型大疱，尼氏征阳性；③均伴发热，体温常在39～40℃，肝、肾、心、脑、胃肠等内脏器官常有不同程度受累；④病情重、预后较差，死亡率高。

此例患者HIV抗体初筛及确证试验阳性，CD4[+]T淋巴细胞计数＜

119

200 cells/μL，可确诊为艾滋病期，在其出现发热后曾应用多种药物治疗，尤其是解热镇痛药，可能为引起药疹的主要原因。

研究已经证实，艾滋病毒阳性个体比一般人群更容易发生药物反应，而且严重的免疫缺陷症预示着更大的风险。多种因素导致了 HIV/AIDS 患者的重大风险，包括多重用药、缓慢的乙酰化酶状态、相对谷胱甘肽缺乏、$CD4^+$ T 细胞计数 < 200 cells/μL、潜伏的巨细胞病毒和 EB 病毒感染和高 $CD8^+$ T 细胞计数 ≥ 460 cells/μL。尽管 HAART 药物本身可能诱发皮肤型药物不良反应，但对于 HIV 感染患者尽早开始抗病毒治疗总体上减少了药疹的发生。

糖皮质激素是治疗重症药疹的主要药物之一，但有研究发现，接受单独激素治疗患者的生存率反而低于非激素治疗患者，认为原因可能与应用激素后感染风险增加有关。目前有观点认为，同时联合丙球治疗能迅速抑制免疫性损伤，增强免疫功能，减少感染发生的概率。现有国内报道的多例艾滋病患者合并大疱松解型药疹个案中大部分患者出现金葡菌性败血症，部分病例同时合并真菌感染，死亡病例的死因均为脓毒症休克。免疫缺陷状态导致感染风险增加与抗生素治疗可能诱发或进一步加重药疹损伤，给治疗带来极大难度，因此感染的预防至关重要，包括环境消毒，严格手卫生制度等，早期胃肠营养及免疫调节治疗也是预防感染的重要环节。

📋 病例点评

SBDE 目前发病机制不清，现有研究认为表皮 KC 的凋亡是重症大疱性药疹发生表皮坏死松解的病理基础。有资料显示，HIV 患者药疹的发生率约为 27.5%，常用药物包括依非韦伦（EVF）、奈韦拉平（NVP）、β 内酰胺类、磺胺类等抗生素及抗结核药物等，目前认为 HIV 感染后免疫机能失调所致的 CD4$^+$T 淋巴细胞与 CD8$^+$T 淋巴细胞的比例失常可能是诱发严重药疹的高风险之一。这个病例提醒我们，在临床救治 HIV/AIDS 患者时，应关注皮肤型药物不良反应的发生，及时停用可能的相关药物，予以免疫调节，预防感染发生可能是降低病死率的关键。

【参考文献】

1.　中华医学会感染病学分会艾滋病丙型肝炎学组，中国疾病预防控制中心 . 中国艾滋病诊疗指南（2021 年版）. 中华传染病杂志，2021，39（12）：715-735.

2.　陈启红，杨亚利，曾同祥 . 对乙酰氨基酚致 HIV/HBV 重叠感染者大疱表皮松解型药疹及耐甲氧西林金葡菌性败血症 . 长江大学学报（自然科学版），2014，11（36）80-81.

3.　HOOSEN K，MOSAM A，DLOVA N C，et al. An update on adverse cutaneous drug reactions in HIV/AIDS. Dermatopathology（Basel），2019，6（2）：111-125.

（张铭　整理）

病例 15
危重型黄热病 2 例

病历摘要 – 患者 A

【基本信息】

患者，男性，44 岁，主因"发热 7 天，乏力，尿黄 5 天"于 2016 年 3 月 18 日入院。

现病史：患者入院 7 天前无明显诱因出现畏寒发热，体温最高 39.1℃，伴有咽痛，无头痛及肌肉关节痛，当地医院对症治疗后体温降至正常。入院 5 天前开始自觉乏力，并发现尿色深黄，体温波动在 37.3～38℃，发现腋窝处皮疹，当地医院予环丙沙星、蒿甲醚治疗，症状无缓解，出现食欲不佳，恶心和呕吐。为进一步诊治，回国来我院。发病以来，神志清楚，精神差，食欲差，尿色如浓茶，偶有腹泻，黄稀便，3～4 次 / 日，无皮肤瘙痒，无出血倾向。

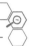

流行病学史：入院 6 个月前到安哥拉工作，出国前接种霍乱疫苗，未接种登革热、黄热病疫苗。有蚊子叮咬史。在安哥拉从事码头工人职业，当地有疟疾、登革热、痢疾流行，有黄热病病例报道。

既往史：平素健康状况良好，否认其他传染病病史，磺胺类药物过敏，否认手术外伤史。

个人史：生于四川，否认吸烟史，否认长期大量饮酒史。已婚已育，否认家族性遗传病病史。

【体格检查】

体温 37.4℃，脉搏 80 次 / 分，呼吸 20 次 / 分，血压 125/75 mmHg。神志清楚，全身皮肤黏膜重度黄染，双侧腋下充血性皮疹，咽红。心肺腹及神经系统查体未见阳性体征。周身无水肿。

【辅助检查】

血常规：WBC 3.01×10^9/L，NE% 36.94%，Hb 170.00 g/L，PLT 70.00×10^9/L。

辅助性 T 细胞（$CD3^+CD4^+$）：75 cells/μL。

肝肾功能：ALT 3710.0 U/L，AST 6460.0 U/L，TBIL 166.2 μmol/L，DBIL 138.7 μmol/L，ALB 37.5 g/L，GLU 6.70 mmol/L，NH_3 49.00 μmol/L。Cr 69.6 μmol/L。

凝血功能：PT 15.60 s，PTA 64.00%，INR 1.44，TT 23.8 s，APTT 67.20 s，Fb 189.00 mg/dL，FDP 22.15 μg/mL，D- 二聚体 11.44 mg/L。

心肌酶谱：LDH 1640 U/L，CK 1180.60 U/L，CK-MB 118 U/L，HBDH 1728 U/L。MYO 153.20 ng/mL，hsTnI 0.006 ng/mL。

淀粉酶 131 U/L，脂肪酶 78.00 U/L。自身抗体阴性，ENA 谱阴性。

病原学筛查：甲丙丁戊型肝炎病毒抗体阴性，乙肝五项均阴性，EBV 和 CMV 病毒抗体阴性，结核抗体阴性，外周血涂片未见疟原虫，梅毒抗体阴性，HIV 抗体阴性，肾综合征出血热 IgM 抗体阴性。

黄热病毒核酸 PCR 检测（北京市 CDC 完成）：血黄热病毒核酸（－），尿液黄热病毒核酸阳性（＋），唾液黄热病毒核酸（－），咽拭子黄热病毒核酸（－）。

床旁彩超：肝实质回声偏粗，肝大，胆囊充盈差，壁水肿，脾大。

头颅 CT 平扫：颅内未见明显异常。

【诊断】

黄热病，急性重度肝损害，肝性脑病，脑水肿，胰腺损伤，心肌损伤，应激性溃疡伴出血，白细胞减少，血小板减少，低蛋白血症。

【诊疗经过】

入院后治疗：卧床休息，口服法匹拉韦抗病毒，静脉滴注异甘草酸镁、还原型谷胱甘肽保肝，输注白蛋白纠正低蛋白血症，持续泵入生长抑素抑制胰酶分泌，奥美拉唑抑酸保护胃黏膜，营养支持和补液及对症支持治疗。

入院当天患者无明显诱因出现意识障碍，持续躁动，不能配合治疗，格拉斯哥昏迷评分 8 分。给予镇静，行气管插管保持气道通畅和预防误吸。输注甘露醇脱水控制颅内压，预防脑疝，输注门冬氨酸鸟氨酸降血氨。输注丙种球蛋白，注射胸腺肽，调节免疫等治疗。期间出现上消化道出血和口腔出血，内科药物止血治疗后出血停止。5 天后，患者神志转清，成功脱离呼吸机和拔除气管插管。监测血清转氨酶和胆红素持续下降、肝功能逐渐好转，凝血功能改善，血小板回升至正常水平，血淀粉酶降至正常。住院 52 天后，痊愈出院。

【转归及随访】

出院 5 个月后复查，肝功能、凝血功能正常，腹部 CT 提示肝脏实质内密度不均匀减低、肝右后叶边缘结节样钙化、脾大。进行肝穿刺活检，肝脏病理提示肝细胞胞浆疏松化，嗜酸性变，气球样变，小叶内Ⅲ区中度大泡小泡性肝细胞脂肪变性，约占 40%，肝小叶内散在少量点灶状坏死，静脉轻度炎，肝窦内窦细胞反应活跃，窦内少量淋巴细胞浸润；汇管区轻度扩大，少量淋巴细胞浸润，间质纤维化，纤维组织轻度增生。免疫组化结果：CD10（＋），CD38（＋），CK19（＋），HBcAg（－），HBsAg（－），HCV（－），Mum-1（个别＋），Pre-S1（－），泛素（－）；特染结果：D-PAS（－），Masson（－），网织染色（＋），铜染色 - 罗丹宁（－），铁染色（－）。病理诊断：脂肪性肝炎，F2G1S1（图 15-1）。

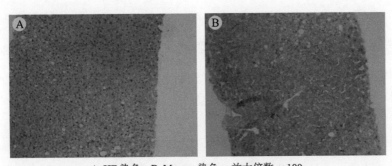

A. HE 染色；B. Masson 染色。放大倍数 ×100。

图 15-1　患者 A 的恢复期肝脏活检病理组织学改变

📋 病历摘要 - 患者 B

【基本信息】

患者，男性，32 岁，主因"发热 4 天"于 2016 年 3 月 10 日入院。

现病史：患者入院 4 天前无明显诱因出现发热，体温最高 39.3℃，伴有畏寒、寒战，无头痛，无抽搐，无全身肌肉酸痛，无恶心、呕吐，无咳嗽咳痰，无腹痛及腹泻，无皮疹及出血点。自服退

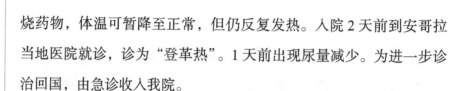

烧药物，体温可暂降至正常，但仍反复发热。入院 2 天前到安哥拉当地医院就诊，诊为"登革热"。1 天前出现尿量减少。为进一步诊治回国，由急诊收入我院。

流行病学史：于非洲安哥拉工作 7 年余，否认输血史，否认传染病患者密切接触史。安哥拉当地有黄热病病例报道。

既往史：平素健康状况良好，否认食物、药物过敏史，否认手术外伤史。

个人史：生于浙江，已婚已育。吸烟 10 余年，每日约 10 支。否认饮酒史，否认家族性遗传病病史。

【体格检查】

体温 35.9℃，脉搏 86 次 / 分，呼吸 21 次 / 分，血压 126/57 mmHg。神志清楚，周身散在出血点，结膜充血，巩膜黄染，全身浅表淋巴结未触及异常肿大。心肺腹及神经系统查体未见阳性体征。周身无水肿。

【辅助检查】

血常规：WBC 6.23×10^9/L，NE% 91.14%，Hb 161 g/L，PLT 70×10^9/L。

肝肾功能：ALT 11 425.0 U/L，AST 21 468.0 U/L，TBIL 100.6 μmol/L，DBIL 77.6 μmol/L，ALB 40.3 g/L，Cr 650.10 μmol/L，NH_3 126.0 μmol/L。

凝血功能：PT 52.50 s，PTA 15.00%，INR 4.86，APTT 65.70 s，Fb 71.00 mg/dL，FDP 77.82 μg/mL，D- 二聚体 59.34 mg/L。

心肌损伤指标：LDH 2268 U/L，CK 1125.20 U/L，CK-MB 62 U/L，HBDH 2785 U/L，MYO ＞ 1200.00 ng/mL，hsTnI 0.126 ng/mL。

血淀粉酶 436 U/L，脂肪酶 507.80 U/L。

病原学筛查：甲丙丁戊型肝炎病毒抗体阴性，乙肝五项阴性，外周血涂片未见疟原虫，肾综合征出血热抗体阴性。送北京市 CDC

笔记

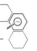

检测 PCR：黄热病病毒核酸检测阳性，登革热病毒检测阴性。

头部 CT：颅内未见明显异常高、低密度影，脑室形态正常，脑沟、脑池无扩大，中线结构无移位。

腹部 CT：肝脏密度弥漫性降低，肝内外胆管未见扩张，胰腺大小、形态无异常。

腹部超声：轻度脂肪肝，双肾弥漫性改变，腹腔积液。

【诊断】

黄热病，急性肝衰竭，肝性脑病，脑水肿，急性肾衰竭，胰腺损伤，急性心肌炎，弥漫性血管内凝血，消化道出血，脑出血，失血性休克。

【诊疗经过】

入院后治疗：①急性肝衰竭：静脉滴注异甘草酸镁、还原型谷胱甘肽及多烯磷脂酰胆碱保肝，补充维生素 K_1 改善凝血功能，输注新鲜冰冻血浆补充凝血因子，防治脑病和出血并发症。②急性肾衰竭：床旁连续性肾替代治疗（CRRT），保持内环境稳定。③胰腺损伤：禁食，生长抑素抑制胰酶分泌，奥美拉唑抑酸保护胃黏膜，肠外营养支持。④ 密切监测血流动力学和脏器功能。

入院后持续无尿，于第 2 天开始 CRRT。入院第 3 天患者出现躁动、言语混乱等精神症状，逐渐加重并出现意识障碍，嗜睡状态，查体踝阵挛阳性，考虑肝性脑病，加强脱氨治疗，并给予甘露醇脱水，意识稍好转，呼之可应。行头部 CT 检查，未见异常。入院第 4 天患者昏迷程度加深，肝性脑病Ⅲ度，气道不能保护，进行保护性气管插管。患者黄疸持续升高，凝血障碍加重，出现上消化道出血、口鼻腔出血、穿刺部位渗血和皮肤多处淤斑，血红蛋白最低降至 68.2 g/L，血小板降至 39×10^9/L，出现弥漫性血管内凝血（DIC）和失血性休克。输注新鲜冰冻血浆、凝血酶原复合物、血小板和纤维蛋白原等补充凝血物质，并进行血浆置换治疗。经治疗后活动性出血停止，升压药可减停。入院第 6 天患者突然出现血压忽高忽低，心率忽快忽慢，查体见球结膜水肿明显，双侧瞳孔等大，直径 4.5 mm，直接和间接对光反射消失，腱反射未引出，双侧病理征阴性，考虑颅内高压，加强甘露醇脱水，继续 CRRT。行腰椎穿刺，测脑脊液压力大于 320 mmH$_2$O。脑脊液检测：淡黄色、微混，总细胞 3500 个 /μL，白细胞 5 个 /μL，UCFP 268.60 mg/dL，Cl$^-$ 135.90 mmol/L，GLU 3.25 mmol/L，脑脊液涂片未见细菌。考虑脑实质出血可能性大，生命体征不稳定，故未外出复查头部 CT。患者频繁出现阵发性室上性心动过速，复查心肌酶升高 hsTnI 5.779 ng/mL，心电图提示 I、AVR、V$_1$ ～ V$_6$ ST 段呈弓背向上抬高，超声心动图提示左室壁运动异常，考虑广泛前壁心肌梗死或重度心肌炎，因凝血功能极差和多器官衰竭，存在冠脉造影禁忌。继续血管活性药物和抗心律失常药物治疗，病情持续恶化，双侧瞳孔散大固定，血压进行性下降，出现室颤。经电除颤及药物抢救，未能恢复自主心律，宣布临床死亡。住院时间 6 天。

病例分析

上述两例患者皆于安哥拉发病后回国，其中患者 A 发病 7 天后就诊，患者 B 发病 4 天后就诊于我院。两例发病初期均表现为发热、黄疸和出血倾向，均有安哥拉居住史，同年安哥拉地区有黄热病疫情暴发。在排除了我国常见的感染性疾病后，第一时间报告北京市疾病控制中心，并通过黄热病病毒核酸 PCR 检测得到确诊。这是我国首次发现黄热病输入性病例。

两例患者均表现为发热、黄疸、肝损害、肝性脑病、凝血功能异常、出血、胰腺及心肌损伤，符合黄热病重型病例的诊断。两例患者都表现为多器官损害的特征，其中患者 B 病情更为凶险，发病后早期表现为急性肾衰竭和急性肝衰竭，出现了严重的凝血障碍和多部位出血，后期出现弥漫性血管内出血、脑水肿和颅内高压、严重心肌坏死和恶性心律失常等多器官功能衰竭，最终导致死亡。

黄热病至今尚无有效的特异性治疗，主要依靠对症治疗和脏器支持。①抗病毒治疗：抗病毒治疗是包括黄热病在内的病毒疾病治疗的一个关键，但迄今未发现针对黄热病毒的特效抗病毒药物。法匹拉韦是一种较新的核苷类抗病毒药物，在体外实验中显示对流感病毒、埃博拉病毒和多种黄病毒属病毒具有明显的抑制作用。在知情同意的前提下，对患者 A 应用法匹拉韦的同情用药，未发现药物不良反应。②肝衰竭的防治：肝损害是黄热病的基本特征，治疗要点与其他病毒性肝炎相同，包括保肝、治疗凝血障碍和出血并发症、防治肝性脑病，以及血浆置换等人工肝支持技术。③治疗急性肾损伤：必要时可予肾脏替代治疗。④防治脑水肿：这两例患者均表现为显著的意识障碍，经过头 CT 及脑脊液相关检查可以排除颅内占位、卒中和细菌感染，病毒性脑炎和脑水肿可能是意识障碍的主要原因。输注 20% 甘露醇或 3% 高渗盐水，通过提高血浆晶体渗透压完成对脑水肿的渗透治疗。⑤其他：防治消化道出血和营养支持等。经过上述治疗，患者 A 最终生存，但患者 B 因多器官衰竭而死亡。

病例点评

黄热病（yellow fever）是由黄热病毒感染引起的一种急性病毒性

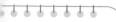

传染病，经蚊叮咬传播，主要流行于非洲和南美洲热带地区，病死率高达 20% ～ 50%。我国没有黄热病本土病例报告，患者 B 是我国发现的第一例输入性黄热病病例。黄热病的名称即蕴含着其临床特点，"热"即为发热，"黄"即肝功能损伤而造成不同程度的黄疸，重症病例会发生凝血障碍、意识障碍、急性肾损伤等多器官损伤。典型的黄热病临床过程分为四期：感染期（病毒血症期）、缓解期、中毒期（肝肾损害期）、恢复期。发病 3 ～ 5 天后，患者一过性体温下降、症状缓解（即缓解期），多数患者开始恢复。但约有 15% 的患者在 48 小时之内病情再次加重，进入肝肾损害期，表现为再次发热、多脏器损害，这种热型特点也称为"双峰热"。黄热病的重要靶器官是肝和肾，其次心肌和脑。黄热病的危害巨大，被列为国际检疫传染病，规范接种黄热病疫苗仍是当前防治黄热病最有效的措施。我国首例输入性黄热病的诊断，提醒我们国外输入传染病的威胁始终存在，传染病的防治任重而道远。

【参考文献】

1. 张伟，蒋荣猛，徐艳利，等 . 北京地区输入性黄热病急性病程及随访研究 . 中国感染控制杂志，2019，18（7）：612-618.

2. 中华人民共和国国家卫生和计划生育委员会 . 黄热病诊疗方案（2016 年版）. 传染病信息，2016，29（3）：125-128.

3. 王文政，陈志海 . 黄热病研究进展 . 国际病毒学杂志，2017，24（2）：137-141.

4. LING Y, CHEN J, HUANG Q, et al. Yellow fever in a worker returning to China from Angola, March 2016. Emerg Infect Dis, 2016, 22（7）：1317-1318.

5. The Lance. Yellow fever：a global reckoning. Lancet，2016，387（10026）：1348.

（孙瑶　整理）

笔记

病例 16
重症裂谷热 1 例

病历摘要

【基本信息】

患者，男性，45 岁，主因"发热 6 天，恶心、无尿 3 天"于 2016 年 7 月 22 日入院。

现病史：患者入院 6 天前在安哥拉工作期间出现发热、头痛，伴有周身肌肉酸痛，体温 38.3℃，无畏寒、寒战，无咳嗽、咳痰，无腹痛、腹泻，无皮疹及关节痛，当地医院予口服对乙酰氨基酚治疗后体温降至正常。入院 3 天前开始出现恶心，进食少，无尿。1 天前再次出现发热，为进一步诊治回国收入我院。发病以来神志清楚，精神正常，大便正常。

流行病学史：安哥拉工作 2 年，有蚊虫叮咬史，无与发热的牲畜或人接触史，当地流行疟疾、登革热、黄热病，2 年前接种黄热病疫苗。否认输血及使用血制品史，否认传染病患者密切接触史。

既往史：3 年前行腰椎间盘突出手术。否认高血压、冠心病、糖尿病病史，否认其他传染病病史。

个人史：生于河南，在安哥拉首都罗安达工作，为叉车司机，有传染病疫区生活史。偶有吸烟，否认长期大量饮酒史，已婚已育。否认家族性遗传病病史。

【体格检查】

体温 37℃，脉搏 68 次 / 分，呼吸 19 次 / 分，血压 113/63 mmHg。神志清楚，全身皮肤黏膜中度黄染。心肺腹及神经系统查体未见阳性体征。周身无水肿。

【辅助检查】

血常规：WBC 6.77×10^9/L，NE% 71.50%，Hb 155.40 g/L，PLT 99.00×10^9/L。

血生化和肝肾功能：ALT 5910.0 U/L，AST 7570.0 U/L，TBIL 83.8 μmol/L，DBIL 71.8 μmol/L，ALB 36.8 g/L，BUN 35.19 mmol/L，Cr 1005.70 μmol/L，K^+ 4.42 mmol/L。

凝血功能：PT 14.00 s，INR 1.30，TT 24.1 s，APTT 45.90 s，Fb 140.00 mg/dL，FDP 129.76 μg/mL，D- 二聚体 53.93 mg/L。

降钙素原（PCT）71.78 ng/mL，CRP 18.50 mg/L。辅助性 T 细胞（$CD3^+CD4^+$）：154 cells/μL。自身抗体谱阴性，ENA 谱阴性。

血乳酸 3.07 mmol/L。血淀粉酶 284 U/L，脂肪酶 468.00 U/L。

心肌酶谱：LDH 1889 U/L，CK 6680.00 U/L，CK-MB 86 U/L，HBDH 2709 U/L，MYO ＞ 1200.00 ng/mL。

病原学筛查：甲丙丁戊型肝炎病毒抗体阴性，乙肝五项阴性，外周血涂片未见疟原虫，梅毒艾滋抗体阴性，出血热抗体阴性。中国 CDC 检测：患者血液标本裂谷热病毒核酸 PCR 阳性，基因测序发现裂谷热病毒序列。

肝脏超声：肝弥漫性病变（图 16-1A），胆囊壁毛糙（图 16-1B），腹腔积液少量，右侧胸腔积液（最深 10 mm）。门脉血流检查未见明显异常。

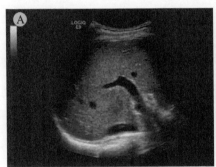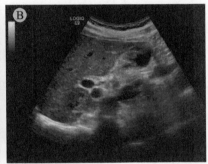

A. 肝弥漫性病变；B. 胆囊壁毛糙。

图 16-1 肝脏超声

超声心动图：静息状态下心脏结构及血流未见明显异常，左室射血分数 60%。

腹部 CT（图 16-2A、图 16-2B、图 16-2C）：胆囊结石？胆囊炎，腹盆腔少量积液。胸部 CT（图 16-2D）：两肺上叶及下叶炎性病变，两侧极少量胸腔积液。头颅 CT 平扫颅内未见明显异常。

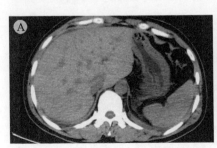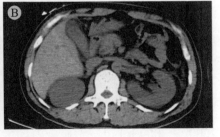

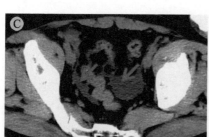
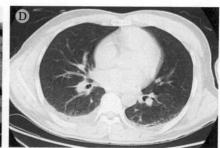

A. 肝脏、脾的形态和密度；B. 胆囊壁增厚（红色箭头）；C. 下腹部及盆腔积液（红色箭头）；
D. 双侧少量胸腔积液（红色箭头）。

图 16-2　患者腹部及胸部 CT

【诊断】

裂谷热，急性肾衰竭，代谢性酸中毒，急性肝损伤，低蛋白血症，急性胰腺损伤，急性心肌损伤，横纹肌溶解症，胸腔积液，腹腔积液，胆囊结石。

【诊疗经过】

入院后治疗：①卧床休息，虫媒隔离。②肾脏支持：行连续床旁血液净化治疗，稳定内环境，治疗模式为连续血液滤过透析（CVVHDF）。治疗参数：血流速 120 mL/min，置换液流速 1000 mL/h，透析液流速 2500 mL/h，根据患者容量情况调整脱水速度。③保肝治疗：静脉滴注异甘草酸镁、还原型谷胱甘肽保肝，输注白蛋白纠正低蛋白血症。④抗炎治疗：甲泼尼龙 80 mg/d，连用 3 天。⑤消化系统方面：生长抑素抑制胰酶分泌、奥美拉唑抑酸保护胃黏膜、营养支持。⑥神经系统方面：进行腰椎穿刺，测脑脊液压力 125 mmH$_2$O，脑脊液常规、生化未见异常。检眼镜检查未见明显异常。

入院第 7 天，尿量增加，循环稳定，肾脏替代治疗改为间断治疗，其后逐渐减少肾替代频次。入院后 14 天，尿量恢复至 2000 ～ 3000 mL/d，无显著内环境、电解质紊乱，血肌酐持续下降，停止血液净化。肝功能逐渐好转，血淀粉酶降至正常，消化道症状缓解。入院后 45 天，复查 Cr 86 μmol/L，ALT 42.2 U/L，AST 29.6 U/L，TBIL 10.3 μmol/L，ALB 43.0 g/L。住院 47 天，病情好转出院。

病例分析

裂谷热（rift valley fever）也称立夫特谷热，是节肢动物携带裂谷热病毒引起的一种人畜共患急性出血性传染病。主要流行于非洲，家畜（如羊、牛、骆驼等）是本病的主要传染源。主要的传播途径包括：①直接接触受感染动物的体液或食用未煮熟的肉、奶等；②蚊虫传播，以伊蚊为主；③目前尚未有人传人的报道。潜伏期 2～6 天，可短至数小时。临床主要特征为发热（常为双相热）、肝功能异常，少数患者发展为重症，主要表现为肝衰竭、肾衰竭、血小板减少、脑炎、出血和视网膜损伤等。

本例患者为中年男性，急性发病，在安哥拉务工。发热为首发症状，伴有头痛、周身肌肉酸痛，发病 3 天后出现恶心、纳差等消化道症状，同时出现少尿，病情迅速进展至无尿。入院后送血标本至中国 CDC 检测，裂谷热病毒核酸 PCR 阳性，基因测序检测到裂谷热病毒核酸序列。同时排除了疟疾、登革热和黄热病等非洲常见热带病。根据患者流行病学特点、临床表现、实验室检查结果，依据《6 种输入性传染病预防控制指南和临床诊疗方案》中的裂谷热部分确诊为裂谷热。该患者未接触牛、羊等家畜，有蚊虫叮咬史，故分析其感染途径为蚊虫叮咬所致。患者合并急性肾衰竭、肝损伤、胰腺损伤、心肌损伤及横纹肌溶解等并发症，属重症病例。疾病过程中未出现脑炎、脑膜炎及视网膜病变。

治疗上：①本病无特效抗病毒药物治疗，主要为对症支持治疗：高热时可给予物理降温及小剂量解热镇痛药，大量出汗时予以补液；呕吐、纳差可予以对症止吐、营养支持。②肝衰竭及出血并发症的防治：予保肝、降酶、退黄等治疗，密切监测肝功能、凝血功能、出血倾向，酌情补充凝血因子、血小板、纤维蛋白原等，出现活动性出血时及时止血，警惕出现 DIC。③急性肾损伤时，若出现少尿、无尿、高血钾、急性左心衰时，积极进行肾脏替代治疗。注意维持水电解质、酸碱平衡。④神经系统方面：密切关注神志、瞳孔、呼吸节律等，及早发现意识障碍，防治脑水肿。

病例点评

该患者为我国第一例输入性裂谷热病例。裂谷热病毒属于布尼亚病毒科白蛉病毒属，为 RNA 病毒。病毒侵入机体后进入血循环形成病毒血症，通常持续 4～7 天，出现发热等感染中毒症状，并可导致多脏器局灶性感染，以肝脏受累为著。脏器损伤可能与病毒直接作用及免疫损伤有关，肾小球毛细血管和近曲小管内可出现纤维素沉着，导致少尿型急性肾衰竭。本病的治疗主要是对症和器官支持治疗，积极防治肝衰竭、出血、内环境紊乱、感染等并发症，肾衰竭时需要及时CRRT。近年新上市的法匹拉韦等药物，对布尼亚病毒科病毒具有抗病毒活性，可能是一种未来可以选择的抗病毒药物。我国近年新发现了发热伴血小板减少症，也是一种新型布尼亚病毒感染，临床上也表现为出血热样症候群。随着国际交往增加，输入性传染病的风险增加，黄热病、裂谷热、埃博拉和马尔堡出血热等均可表现为出血热样症候群。这就需要我们注意流行病学史询问，提高鉴别诊断的意识。

【参考文献】

1. LIU J, SUN Y, SHI W, et al. The first imported case of Rift Valley fever in China reveals a genetic reassortment of different viral lineages. Emerg Microbes Infect, 2017, 6（1）: e4.

2. 潘阳, 崔淑娟, 陈丽娟, 等. 我国首例输入性裂谷热病例病毒全基因组测序分析. 国际病毒学杂志, 2017, 24（1）: 1-4.

3. JAVELLE E, LESUEUR A, POMMIER DE SANTI V, et al. The challenging management of Rift Valley Fever in humans: literature review of the clinical disease and algorithm proposal. Ann Clin Microbiol Antimicrob, 2020, 19（1）: 4.

4. 陈炎, 陈亚蓓, 陶荣芳.《6 种输入性传染病预防控制指南和临床诊疗方案》解读（四）裂谷热;（五）西尼罗热. 公共卫生与临床医学, 2009（2）: 136-141.

（孙瑶　整理）

病例 17
重型麻疹、肺炎 1 例

病历摘要

【基本信息】

患者，女性，3 岁 11 个月，主因"发热、咳嗽 7 天，皮疹 5 天，加重伴呼吸困难 2 天"于 2010 年 4 月 12 日收入院。

现病史：患儿于 7 天前无明显诱因出现发热，体温波动在 39～40℃，伴有咳嗽，无痰，无畏寒、寒战，自行服用退热药物（具体不详），效果不佳。就诊于当地诊所，静脉滴注"先锋"等药物治疗，疗效欠佳。5 天前患儿下颌、颜面、胸背部皮肤出现散在红色丘疹，疹间皮肤正常，无明显瘙痒。2 天前出现呼吸急促，颜面、口唇、四肢末端发绀，就诊于某市儿童医院，考虑麻疹、肺炎和心力衰竭，给予西地兰 0.4 mg 静脉注射，病情无好转。1 天前转至某市传染病医院，监测 SpO_2 65%（吸氧 8 L/min），胸片示"双肺大片致密阴影、纵隔气体影并增宽、双侧皮下气肿"，诊断为麻疹、肺炎、皮下气肿和纵隔气肿，给予甲泼尼龙 30 mg 静脉滴注，吸氧，病情未见好转，遂转来我院救治。

流行病学史：无明确麻疹患者接触史，未接种麻疹疫苗（具体原因不详）。

既往史：既往无类似病史，否认其他传染病病史，否认食物、药物过敏史，否认手术外伤史。

生长发育史：患儿为第 2 胎第 2 产，孕 36 周，经阴道顺产，出生体重 4000 g。出生情况良好，生长发育正常。家族中无遗传代谢性疾病史。

【体格检查】

体温 36.0℃，脉搏 140 次/分，呼吸急促，频率 60 次/分，血压 75/35 mmHg。嗜睡，急性病容，查体欠合作。全身皮肤黏膜发绀，周身可见暗红色斑丘疹，颈外侧及双锁骨上窝可触及握雪感。全身浅表淋巴结未触及异常肿大。双侧瞳孔等大等圆，对光反射灵敏。口唇发绀，口周无疱疹，口腔黏膜未见溃疡，颊黏膜未见 Koplik 斑。颈软无抵抗，未见颈静脉怒张，双肺叩诊呈清音，双肺呼吸音粗，可闻及散在干、湿啰音，无胸膜摩擦音。心界不大，心率 140 次/分，心律齐，各瓣膜听诊区未闻及病理性杂音，腹部平坦，全腹无压痛及反跳痛，肝、脾、胆囊未触及，移动性浊音阴性。四肢、关节未见异常，活动无受限，双下肢无水肿，四肢肌力、肌张力正常。双侧巴宾斯基征阴性，布鲁辛斯基征及克尼格征阴性。

【辅助检查】

麻疹抗体 -IgM 弱阳性。

CRP：142.6 mg/L。

动脉血气分析：pH 7.428、$PaCO_2$ 35.5 mmHg、PaO_2 24 mmHg、SaO_2 44%、BE –1 mmol/L、Lac 1.33 mmol/L。

电解质和肾功能：K^+ 3.59 mmol/L、Na^+ 132.9 mmol/L、Cl^- 96.1 mmol/L、BUN 7.03 mmol/L、Cr 28 μmol/L。

凝血功能：PT 12.10 s、PTA 85.4%、INR 0.99、D- 二聚体 368 μg/L。

双下肢静脉血管超声：右侧下肢深静脉血栓可能性大。

胸部 X 线改变：①入院时胸片提示双肺大片致密阴影，纵隔、皮下气肿。②入院第 3 天胸片提示两肺炎症，皮下气肿、纵隔气肿，与前片比较略好转。③入院第 7 天胸片提示两肺炎症，右肺炎症较前明显吸收。④入院第 15 天胸部 CT 提示两肺弥漫分布斑片状、淡片状高密度影，其内可见大小不等蜂窝状透光区，两肺含气量明显降低，两侧胸膜未见异常，两侧胸腔未见明显积液，纵隔内未见明显肿大淋巴结，心影未见明显增大。

血常规、心肌酶的动态变化见图 17-1 和图 17-2。

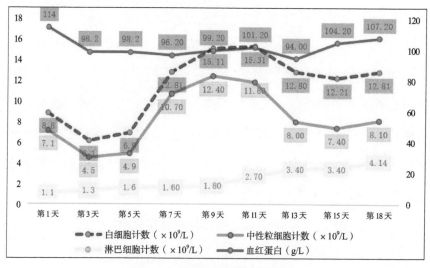

图 17-1　病程中血常规动态变化

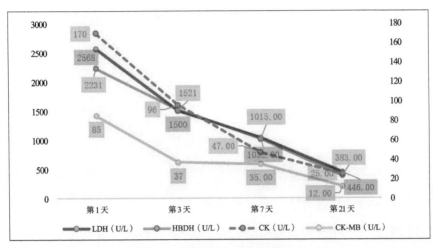

图 17-2　病程中心肌酶动态变化

【诊断】

麻疹，肺炎，ARDS，皮下气肿，纵隔气肿，心肌损伤，右下肢静脉血栓形成。

【诊疗经过】

患者入院时病情危重，立即收入 ICU 抢救。严密监测心电血氧和生命体征变化。收入负压隔离病房，呼吸道隔离。

（1）呼吸支持：①入院时存在明显呼吸困难，严重缺氧，符合 ARDS 诊断，氧合指数小于 100 mmHg，属于重度 ARDS。立即气管插管和呼吸机通气，患者已经存在气漏并发症，采取保护性肺通气方案，呼吸机模式采取压力控制（PCV）模式，设置 FiO_2 0.6 ~ 0.8，PEEP 5 ~ 8 cmH_2O，PC 12 ~ 18 cmH_2O，监测 Vt 80 ~ 100 mL，P_{peak} 26 cmH_2O，SpO_2 维持在 93% ~ 97%。②充分镇静和肌松，完全抑制自主呼吸，保证严格小潮气量，避免过高的跨肺压和 PEEP，防治气漏并发症加重。次日复查血气分析结果为 pH 7.29，PaO_2 61 mmHg，$PaCO_2$ 59 mmHg，SaO_2 89.4%，BE –1 mmol/L，存在呼吸性酸中毒，尚在允许性高碳酸血症的二氧化碳允许范围之内，保持

141

当前潮气量，增加呼吸频率。其后病情逐渐改善，逐步下调压力水平和氧浓度，皮下气肿及纵隔气肿也逐渐吸收，至第10天停用镇静剂，第11天神志转清，第12天拔除气管插管。

（2）抗感染治疗：①针对麻疹病毒：静脉滴注免疫球蛋白进行被动免疫，抑制麻疹病毒。②针对继发感染：入院时高热，双肺可闻及密集湿啰音，胸片示双肺大片致密阴影，CRP显著增高，考虑病毒性肺炎继发细菌性肺炎，存在脓毒症休克。按照脓毒症休克处理原则，立即给予头孢哌酮舒巴坦抗感染，补液扩容，去甲肾上腺素升压，休克逐渐纠正。入院第8天体温再度升高，血象上升，痰培养为耐甲氧西林金黄色葡萄球菌（MRSA），给予万古霉素抗感染。此外，患儿应用广谱抗生素1周以上，免疫低下，肺部影像学不能排除肺曲霉菌感染，同时加用伏立康唑抗真菌。调整抗生素方案后治疗3天，患儿体温正常，血象降低，呼吸功能改善，抗感染有效，总疗程12天，继发肺部感染治愈。

（3）并发症处理：①心肌损伤：心肌酶显著增高，存在心肌受累，治疗上避免加重心脏负担，给予果糖二磷酸钠改善心肌代谢、营养心肌，监测心肌酶水平逐渐下降。②右下肢静脉血栓形成：患儿入院第2天右下肢肿胀明显，D-二聚体明显增高，结合双下肢静脉超声结果，右下肢静脉血栓诊断成立。治疗上予以右下肢制动，抬高患肢，密切观察局部血运改变，并给予低分子肝素抗凝50 U/kg q12h皮下注射，抗凝治疗8天后右下肢肿胀缓解，停用低分子肝素。

病例分析

麻疹是由麻疹病毒引起的急性呼吸道传染病，好发于5岁以下

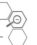

的儿童，多发于每年 3—5 月，具有极强的传染性，在抵抗力和免疫力低下的儿童中尤为多见。麻疹的主要临床症状包括发热、咳嗽、咽部充血及眼结膜炎，皮肤出现斑丘疹、麻疹黏膜斑（Koplik 斑）及伴糠麸样脱屑等。根据临床表现，麻疹分为典型麻疹、轻型麻疹和重型麻疹。重型麻疹即持续高热在 40℃以上，皮疹融合成片，深红色，可见出血性皮疹，病情重且病程长，常伴肺炎、喉炎或有惊厥、昏迷等脑炎表现。麻疹的诊断依据及诊断见表 17-1。

表 17-1　麻疹的诊断依据及诊断

诊断依据	
流行病学史	① 出疹前 7 ～ 21 d 与麻疹确诊患者有接触史 ② 出疹前 7 ～ 21 d 有麻疹流行地区居住或旅行史
临床表现	① 发热，体温一般 ≥ 38 ℃ ② 在病程第 3 ～ 4 d 开始出现红色斑丘疹，疹间皮肤正常，出疹时间一般持续 3 ～ 5 d，出疹顺序一般自耳后、面部开始，自上而下向全身扩展，并可累及黏膜 ③ 伴有咳嗽、喷嚏、流涕等上呼吸道卡他症状，并有畏光、流泪、结膜炎症状 ④ 起病早期（一般于病程第 2 ～ 3 d）在口腔颊黏膜见到麻疹黏膜斑（Koplik 斑）
实验室检查	① 采血前 8 ～ 56 d 内未接种过含麻疹成分减毒活疫苗，而出疹后 28 d 内血标本中麻疹 IgM 阳性 ② 咽拭子或尿液标本中麻疹病毒核酸阳性或分离到麻疹病毒 ③ 恢复期血标本麻疹 IgG 抗体滴度比急性期升高 ≥ 4 倍，或急性期抗体阴性而恢复期抗体转阳
诊断	
疑似病例	具备临床表现中的①、②和③
临床诊断病例	疑似病例符合以下任何一项者：1）具备流行病学史①和（或）②，且未明确诊断为其他疾病；2）具备临床表现④；3）未采集标本进行实验室监测，且未明确诊断为其他疾病
实验室确诊病例	疑似病例具备实验室检查①、②、③中任何一项

　　本例患者未接种麻疹疫苗，临床经过符合典型麻疹表现，突出表现为重症麻疹病毒肺炎、急性呼吸窘迫综合征、脓毒症休克，符合重型麻疹诊断。麻疹患儿往往剧烈咳嗽，呼吸窘迫，可形成较高的跨肺压和瞬间压力高峰，容易发生气胸、皮下气肿和纵隔气肿等

气漏并发症，尤其在机械通气时更容易发生。一旦发生严重气漏并发症，机械通气更为困难，病死率极高。本例患者在脓毒症休克时采取了保守性液体复苏策略，在机械通气中坚持严格的肺保护性呼吸支持策略，给予较长时间的镇静和肌松，防止液体过负荷加重心功能不全，成功防范了机械通气的并发症，比较完美地达到了器官支持的目标，为患儿的恢复创造了较好的条件。麻疹肺炎患儿容易继发细菌和真菌肺炎，经验性抗感染和目标化抗感染有机结合，较好控制了继发感染，最终病毒性肺炎和继发细菌肺炎都得到治愈。

病例点评

肺炎是麻疹最常见的并发症之一，占麻疹患儿的 10% ～ 15%。重症麻疹肺炎可引起 ARDS，易出现气胸、纵隔气肿等气漏并发症，病情凶险，病死率高，占麻疹患儿死因的 90% 以上。重症麻疹肺炎的治疗主要是呼吸支持，防治继发感染和心力衰竭等并发症。机械通气是治疗呼吸衰竭的主要手段，对于重度 ARDS 患者，要考虑尽早气管插管和有创机械通气，避免患者自主呼吸过强和剧烈咳嗽导致跨肺压升高，进而造成肺损伤和重要器官的缺氧。肺保护性通气策略已经在 ARDS 的治疗中得到广泛应用，该原则同样适用于重症麻疹肺炎的救治，小潮气量和充分镇静肌松配合，达到了理想的治疗目标。尽管高频振荡机械通气在成人 ARDS 治疗中存在较大争议，但其在儿童严重 ARDS 的治疗中，尤其当发生气漏时，仍然是一个可以考虑的补救性策略。高频振荡机械通气，能够将潮气量控制在更低的范围，防治肺泡陷闭和过度充气。此外，当儿童患者发生 ARDS 和脓毒症休克时，保守性容量控制策略和循环保护性机械通气

笔记

原则，都是需要综合考虑和应用的，以避免液体过负荷加重呼吸和循环的负担，这也是本例患者救治成功的重要经验。

【参考文献】

1. 蒋荣猛. 麻疹诊断标准（2017 年版）解读. 传染病信息，2017，30（4）：189-191.

2. 耿文锦，曹利静，徐梅先，等. 高频振荡通气治疗小儿麻疹肺炎合并重度 ARDS 观察. 临床肺科杂志，2016，21（9）：1720-1722.

3. IMDAD A，MAYO-WILSON E，HAYKAL M R，et al. Vitamin A supplementation for preventing morbidity and mortality in children from six months to five years of age. Cochrane Database Syst Rev，2022，3：D8524.

4. MOSS W J. Measles. Lancet，2017，390（10111）：2490-2502.

（杜春静　整理）

病例 18
成人自身免疫性肝炎并发重症
水痘 1 例

病历摘要

【基本信息】

患者，男性，19岁，因"右胸及腰部疼痛7天，发热伴皮疹6天，呼吸困难4天"入院。

现病史：患者7天前开始出现右侧胸部及双侧腰部疼痛，呼吸及活动时加重，次日出现发热，体温最高38.2℃，伴有头面部及足部疱疹，无瘙痒，皮疹逐渐发展至全身，出疹时患者无头痛，无咳嗽、咳痰，无恶心、呕吐。5天前于当地医院就诊，化验 WBC 2.3×10^9/L，NE% 78.2%，Hb 118 g/L，PLT 23×10^9/L，CRP 18.3 mg/L，肺部 CT 提示双肺散在少许炎症，诊断为"水痘肺炎"，先后给予更昔洛韦及单磷酸阿糖腺苷抗病毒治疗，但患者发热情况无好转，皮疹增多，

4 天前患者开始出现呼吸困难，脉氧饱和度进行性下降，入我院当天血气分析（面罩吸氧，FiO_2 0.6）提示 pH 7.484，$PaCO_2$ 23 mmHg，PaO_2 72 mmHg，BE –5.7 mmol/L。

流行病学史：患者为学生，近期同学中有水痘患者。

既往史：2 年前发现自身免疫性肝炎，目前口服甲泼尼龙 8 mg/d、硫唑嘌呤 50 mg bid 维持治疗。无过敏史、手术及外伤史。无输血史。

【体格检查】

体温 38.6℃，窦性心律，心率 103 次 / 分，血压 116/46 mmHg，呼吸 40 次 / 分。神志清楚，精神弱。全身皮肤广泛分布斑疹、丘疹、疱疹及结痂疹，以头面部及躯干为主，部分皮疹疱液浑浊，周身可见多发硬币至手掌大小的淤斑。双肺可闻及湿啰音，未闻及胸膜摩擦音。心脏、腹部、神经系统查体无异常。

【辅助检查】

患者入院时白细胞减少，CRP 及 PCT 升高，重度贫血，血小板显著减少，经治疗好转（表 18-1）。血气分析提示低氧性呼吸衰竭，治疗后的动态变化见表 18-2。入院时存在肝肾功能损伤，经治疗恢复正常（表 18-3）。

凝血功能：PT 13.90 s，PTA 71%，APTT 35 s，INR 1.28，Fb 137.00 mg/dL，FDP 118.43 μg/mL，D- 二聚体 57.66 mg/L。尿常规：尿 pH 6.0，尿比重 1.010，尿蛋白（–），尿胆红素（–），尿红细胞 13 个 /μL，尿白细胞 0 个 /μL。胃液潜血阳性，便潜血弱阳性。抗水痘抗体 IgM 阳性。

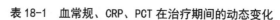

表 18-1 血常规、CRP、PCT 在治疗期间的动态变化

采样日期	WBC（×10⁹/L）	NE（×10⁹/L）	LY（×10⁹/L）	RBC（×10¹²/L）	Hb（g/L）	PLT（×10⁹/L）	CRP（mg/L）	PCT（ng/L）
第 1 天	2.56	1.89	0.49	1.66	61.2	14.4	102.0	12.48
第 4 天	1.42	0.95	0.27	1.57	55.2	5.4	57.1	1.22
第 7 天	3.49	1.85	1.14	2.05	69.2	26.4	30.3	0.23
第 10 天	3.49	1.21	1.26	2.67	90.0	46.4	18.9	0.13
第 14 天	5.67	2.59	1.18	3.08	103.0	118.0	14.1	0.09

表 18-2 动脉血气在治疗期间的动态变化

采样日期	pH	PaCO₂（mmHg）	PaO₂（mmHg）	BE(mmol/L)	FiO₂	PaO₂/FiO₂（mmHg）
第 1 天	7.484	23	72	−5.7	0.6	120
第 4 天	7.408	36	112	−2.3	0.3	373
第 7 天	7.415	41	97	1.0	0.3	323
第 10 天	7.403	36	108	−2.7	0.4	270
第 14 天	7.445	30	105	−3.7	未吸氧	500

表 18-3 肝功能、肾功能、心肌酶的动态变化

采样日期	ALT（U/L）	AST（U/L）	TBIL（mmol/L）	DBIL（mmol/L）	BUN（mmol/L）	Cr（μmol/L）	CK-MB（ng/mL）	hsTnI（ng/mL）
第 1 天	70.3	163.9	14.0	9.8	9.69	111.4	0.5	0.653
第 4 天	47.4	22.5	32.5	19.1	7.53	63.2	0.4	0.100
第 7 天	56.9	23.5	48.1	25.6	5.37	61.3	−	−
第 10 天	34.3	22.9	33.8	15.4	7.53	57.1	−	−
第 14 天	33.9	24.9	32.8	14.7	7.06	57.9	−	−

腹部超声：肝弥漫性病变伴脂肪变，脾大，门脉主干内径 10 mm，血流充盈尚可。

超声心动图：入院时左室中间段、心尖段、下壁心肌回声稍强，运动幅度及收缩增厚率减低，LVEF 58%。2 周后复查心腔内径正常，各房室壁厚度及运动未见异常。

头部及胸部 CT 检查的变化见图 18-1、图 18-2。

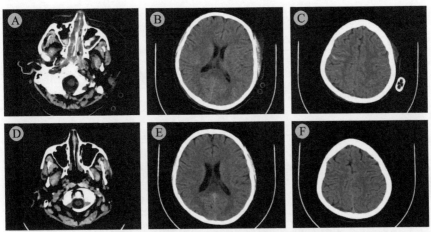

A、B、C 为住院第 4 天检查结果：A. 鼻窦内积血；B. 左侧额顶部头皮下血肿；
C. 右侧蛛网膜下腔少量出血。D、E、F 为住院第 14 天复查结果：各部位出血均已吸收。

图 18-1　头部 CT 检查的变化

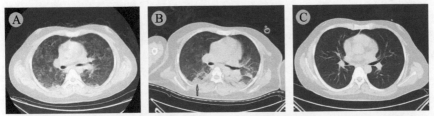

A. 入院当日胸部 CT，提示双肺散在斑片状实变及毛玻璃样模糊影；B. 住院第 4 天复查，
箭头处提示近右侧近背侧胸膜类圆形团块实变影；C. 住院第 14 天复查，提示肺内病变吸收。

图 18-2　胸部 CT 检查的变化

【诊断】

水痘（重型），水痘肺炎，ARDS（中度），心肌炎，DIC，急性肾损伤 1 期（KIDGO），自身免疫性肝炎。

【诊疗经过】

（1）一般处理：①单间隔离治疗。②监护治疗，记录体温及意识水平变化。③保持皮肤清洁，疱疹处每日 2 次给予 0.1% 聚维酮碘消毒液擦拭消毒。④发热时对症退热。⑤营养支持。

（2）抗水痘病毒治疗：①膦甲酸钠 3 g，每 8 小时一次静脉滴注。

②静脉滴注大剂量丙种球蛋白，进行被动免疫治疗。

（3）呼吸衰竭的处理：①给予气管插管，有创机械通气治疗。②机械通气期间应用咪达唑仑联合芬太尼镇静镇痛，维持 RASS 在 –2 ～ –3 分。

（4）自身免疫性肝炎的治疗调整：减少免疫抑制剂用量，利于水痘治疗。①停用硫唑嘌呤。②因机械通气期间鼻饲可能影响药物吸收利用，将甲泼尼龙调整为氢化可的松 40 mg 静脉滴注。③住院第 4 天出现胆红素升高，加用多烯磷脂酰胆碱保肝治疗。

（5）心肌炎的处理：给予磷酸肌酸钠营养心肌。

（6）凝血功能障碍、出血及贫血的处理：①血小板减少考虑与免疫反应相关，给予丙种球蛋白静脉滴注。②间断予以新鲜冰冻血浆、纤维蛋白原、血小板及悬浮红细胞静脉滴注。③减少有创操作：留置深静脉置管，避免频繁血管穿刺；放弃鼻胃管置入，防止黏膜损伤出血。④入院时胃液潜血及便潜血阳性，考虑急性胃黏膜病变出血，予以质子泵抑制剂抑酸。⑤入院第 2 天患者出现双侧鼻腔出血，给予明胶海绵填塞。⑥入院第 3 天行头颅 CT 检查提示颅内少量出血，无血管瘤及血管畸形证据，予以镇静控制颅内压，药物预防血管痉挛等内科治疗。

（7）防治继发感染：①患者入院时化验 PCT 等感染相关指标升高明显，结合其免疫状况，考虑存在细菌感染，给予美罗培南抗细菌治疗。②入院后监测真菌 G 试验持续阳性，第 4 天复查胸部 CT 提示右下肺近胸膜处类圆形实变，同期痰培养报警提示有真菌生长，考虑存在真菌感染，给予伏立康唑抗真菌治疗。

【转归及随访】

患者从住院第 6 天开始，水痘皮疹逐步结痂消退，住院第 7 天

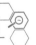

体温恢复正常，停止抗病毒治疗。经机械通气及抗感染治疗后患者呼吸情况逐步改善，于住院第 8 天停止机械通气并拔除气管插管，改为鼻导管吸氧，同时开始呼吸功能康复锻炼，住院第 14 天停止吸氧。经抗细菌及抗真菌治疗后，炎症指标逐步恢复正常，胸部 CT 检查提示肺内渗出性病变逐步吸收，于住院第 14 天停用抗生素。患者白细胞计数、血红蛋白水平、血小板计数在住院第 7 天开始回升，住院第 14 天基本恢复至正常水平，其间观察皮下出血、颅内出血无增多，未出现严重消化道大出血。住院第 4 天后，患者胆红素水平升高，加用药物保肝治疗后指标有所下降，住院第 21 天肝功能恢复至水痘发病前水平。心肌酶水平在应用磷酸肌酸钠营养心肌后很快降至正常，未出现心律失常及心力衰竭发作，室壁运动异常在住院第 14 天后完全恢复正常。患者于住院第 24 天出院，出院前复查血常规：WBC 5.91×10^9/L，RBC 3.1×10^{12}/L，Hb 103 g/L，PLT 101×10^9/L；肝肾功能：ALT 78.6 U/L，AST 90.8 U/L，TBIL 19.8 μmol/L，DBIL 9.7 μmol/L，BUN 3.63 mmol/L，Cr 60.9 μmol/L。

病例分析

自身免疫性肝炎（autoimmune hepatitis，AIH）是一种由针对肝细胞的自身免疫反应所介导的肝脏实质炎症，临床表现多样，一般为慢性、隐匿起病，如不治疗常可导致肝硬化、肝衰竭，免疫抑制治疗可显著改善患者的生化指标及临床症状，改善患者的预后和生存质量。我国《自身免疫性肝炎诊断和治疗共识（2015）》推荐 AIH 患者优先采用泼尼松（龙）和硫唑嘌呤联合治疗方案。本患者 AIH 诊断明确，使用免疫抑制治疗肝脏炎症改善，发生水痘感染前处于

AIH 的维持治疗阶段。

水痘（varicella/chickenpox）是由水痘 - 带状疱疹病毒（VZV）所引起的急性传染病，主要通过飞沫和直接接触传播。人群普遍易感，90% 以上发生于 10 岁以下儿童，一般呈良性病程，以较轻的全身症状和皮肤黏膜上分批出现的斑疹、丘疹、水疱和结痂为特征，患病后可获得终身免疫。免疫功能缺陷者可出现播散性水痘，重症水痘可发生水痘肺炎、水痘脑炎、肝炎、心肌炎及肾炎等。此例患者长期使用甲泼尼龙和硫唑嘌呤治疗，属于免疫缺陷人群发生的播散性水痘。

本例患者水痘病情凶险，发病 1 周内迅速引发了肺炎、心肌炎、肝炎、急性肾损伤、DIC 和多部位出血，突出表现为重症肺炎和严重凝血功能障碍。患者的多器官损伤分析如下。

（1）重症肺炎和 ARDS：发病第 2 天即出现了肺部炎症，肺炎迅速进展，1 周内已经发生了中度 ARDS，有进一步进展为重度 ARDS 的倾向。早期痰液少，肺部 CT 以毛玻璃样改变为主，局部少量实变影，肺部病变以水痘病毒性肺炎为主。同时检查 PCT、CRP、真菌 G 试验等感染相关指标升高，提示患者同时合并继发性细菌和真菌肺部感染，这点符合免疫缺陷患者的重症肺炎容易发生多种病原体混合感染的特点。

（2）DIC 和多部位出血：患者入院时存在严重的凝血功能障碍，血小板一度下降至 5.4×10^9/L，同时存在蛛网膜下腔出血、鼻腔出血、头皮血肿、消化道出血等，按照中国弥散性血管内凝血诊断积分系统（CDSS）评分已达 7 分，符合 DIC 的诊断。目前认为出血性水痘发生 DIC 的可能机制包括：①水痘病毒或抗原 - 抗体复合物直接损伤血管内皮细胞，造成内源性凝血途径激活，同时受损的血管

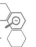

内皮细胞失去了正常的抗凝功能。②长期大量应用糖皮质激素造成单核 – 吞噬细胞系统功能明显降低，继而导致机体凝血功能紊乱。

（3）其他器官损伤：①入院当日心肌酶和超敏肌钙蛋白水平显著升高，超声心动图提示有节段性室壁运动异常，考虑存在心肌炎。②本例患者入院时存在 AKI，尿常规镜检可见红细胞，需要考虑水痘肾炎的可能性，但尿中红细胞有可能与出血倾向有关，且很快恢复，这与典型的急性肾炎综合征不符，但仍不能完全排除水痘肾炎。③入院时已有 ALT 及 AST 的升高，以 AST 升高为主，其后转氨酶指标好转，出现胆红素水平轻度升高。整个病程中并未出现肝脏酶学指标的快速升高，不支持存在较明显的水痘肝炎。肝脏生化的这种改变可能是与在 AIH 基础上，受到心肌炎和 DIC 的影响引起溶血有关，不排除存在轻微的水痘肝炎可能。

免疫缺陷人群的播散性水痘，死亡风险较高，治疗难度较大。抗病毒治疗是一个关键，我们选用了对 VZV 具有抗病毒活性的膦甲酸钠进行治疗，停用了对血液系统影响更大的更昔洛韦。为了防止水痘泛发和加重，原则上应尽量避免在水痘患者中使用免疫抑制剂，或者需要考虑减量，在本例患者的治疗中我们停用了硫唑嘌呤。目前普遍观点认为水痘患者应禁用糖皮质激素，但对于水痘所致的出血性水痘、水痘肺炎、水痘脑炎等危重型患者，在有效的抗病毒治疗同时可酌情使用。本例患者使用较长时间的糖皮质激素，剂量不大，在水痘病毒引起严重的病毒性脓毒症期间，为了防止发生相对性肾上腺皮质功能不全，我们保留了原来剂量的糖皮质激素。本例患者 DIC 的治疗也至关重要，给予了积极的血浆、纤维蛋白原、血小板等补充治疗，防止了发生出血并发症的进展。严密的 ICU 监护和呼吸机支持等器官支持和保护技术，无疑发挥了重要的作用，为患者原发病的治疗创造了条件。

总结此例重症水痘患者的救治经验，包括：①保护性隔离，出疹期间做好皮肤清洁，防止交叉感染。②结合原发病情况，调整免疫抑制剂应用策略，保留小剂量激素，同时给予有效的抗病毒治疗。③及时补充凝血因子、血小板，对可能的病因，给予丙种球蛋白处理。同时减少有创操作，避免医源性损伤。④对于并发的心肌炎、肾炎、肝炎，及时给予相应治疗以保护脏器功能。⑤积极处理感染并发症。

病例点评

该患者是免疫缺陷人群合并播散性水痘的典型病例。在自身免疫性肝病及免疫抑制剂应用的基础上发生了水痘病毒感染，导致水痘泛化、多脏器损伤和器官功能衰竭。及时收入 ICU，开展积极的呼吸机支持和防治出血并发症综合措施，在患者救治中十分重要。应用免疫抑制剂的患者合并水痘，停止或调整免疫抑制药物，需要评估原来基础疾病的程度，权衡利弊；本例患者 AIH 基本稳定，而且 AIH 疾病本身一般比较缓和，具备短期停用免疫抑制剂的条件，停用硫唑嘌呤比较合理。长期使用糖皮质激素的患者，除了考量 AIH 的问题，还要关注危重应激状况下的相对性肾上腺皮质功能不全问题。DIC 和多部位出血是这个患者另一个危险并发症，是导致水痘患者死亡的重要原因之一。出血性水痘往往病情凶险，尤其是合并颅内出血，及时给予丙种球蛋白免疫调节，同时补充凝血物质可能对阻断病情进展起到关键作用。该病例的救治充分体现了个体化处置原则，获得了较好的预后。

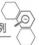

【参考文献】

1. 中华医学会肝病学分会，中华医学会消化病学分会，中华医学会感染病学分会．自身免疫性肝炎诊断和治疗共识（2015）．中华传染病杂志，2016，34（4）：193-208.

2. 李平，于乐成，何长伦，等．水痘继发肝炎的临床和病理学表现．实用肝脏病杂志，2011，14（2）：152-153.

3. 李梦东．实用传染病学．3 版．北京：人民卫生出版社，2004：323-329.

4. 陈雪夏．急性淋巴细胞白血病并发出血性水痘死亡 2 例报告．浙江临床医学，2013，15（10）：1555-1557.

（谭建波　整理）

病例 19
恩替卡韦治疗慢性乙型肝炎导致横纹肌溶解症 1 例

病历摘要

【基本信息】

患者，男性，60 岁，主因"发现 HBsAg 阳性伴间断乏力、尿黄 9 年，再发加重 3 天"收入院。

现病史：患者 9 年前因乏力、尿黄在当地医院诊断为"慢性乙型肝炎"，予以阿德福韦酯抗病毒治疗，未规律复查。7 年前患者自行停用抗病毒药物。6 年前患者再次因乏力、恶心等不适于我院门诊就诊，查 HBV DNA 1.05×10^7 copies/mL，HBsAg 4268 IU/mL，HBeAg（+）；肝功能 ALT 175.5 U/L，AST 127 U/L，TBIL 39 μmol/L，其余正常；给予重组人干扰素 α-2b 注射液 3×10^7 IU，每日 1 次，抗病毒治疗 1 年后复查 HBV DNA ＜ 500 copies/mL，HBsAg 540 IU/mL，

HBeAg（＋）。5 年前复测 HBV DNA 7.67×10^7 copies/mL，再次给予重组人干扰素 α-2b 注射液 5×10^7 IU 皮下注射，联合恩替卡韦 0.5 mg/d 口服。2 个月后复查 HBV DNA 低于检测值下限，患者自行停用干扰素。1 年前患者自行停用恩替卡韦，后未再复查。3 天前患者再次出现乏力、尿黄等不适，为进一步治疗收入本院。

既往史：高血压病史 3 年，血压最高 180/95 mmHg，目前服用氯沙坦钾氢氯噻嗪片、苯磺酸氨氯地平片降压治疗，血压控制在（130～140）/80 mmHg。脑出血病史 3 年，遗留左侧肢体麻木、无力，肌力 Ⅳ 级。冠心病病史 1 年，曾行 PCI 介入治疗，目前长期服用硫酸氢氯吡格雷片、阿司匹林、匹伐他汀、单硝酸异山梨酯缓释胶囊、酒石酸美托洛尔片等治疗。

【体格检查】

体温 36.6℃，脉搏 80 次 / 分，呼吸 20 次 / 分，血压 110/70 mmHg。皮肤黏膜轻度黄染，肝掌、蜘蛛痣等阴性。心肺查体阴性。腹软，无压痛及反跳痛，肝脾未触及，移动性浊音阴性。双下肢轻度水肿，右侧肢体肌力 Ⅴ 级，左侧肢体肌力 Ⅳ 级。生理反射存在，病理征阴性。

【辅助检查】

入院第 1 天：肝功能 ALT 571.4 U/L，AST 272.8 U/L，TBIL 40.2 μmol/L，DBIL 25.3 μmol/L，ALB 46.6 g/L。凝血功能各项指标均正常。HBV DNA 1.58×10^8 copies/mL，HBV DNA 测序未发现耐药位点。腹部超声提示肝弥漫性病变，肝囊肿，胆囊壁毛糙，门脉血流未见异常。

入院第 14 天：肝功能 ALT 157.9 U/L，AST 162.7 U/L，TBIL 207.2 μmol/L，DBIL 169.5 μmol/L，PTA 54%。

入院第 29 天：CK 419 40 U/L，MYO ＞ 1200 ng/mL，AST 1171 U/L。尿常规 pH 7.00，BLD 300 cells/μL，RBC 36.75 p/HPF。头颅 CT 提示双侧基底节区腔梗，右侧颞叶软化灶形成，颈部及颅内血管未见异常。

入院第 37 天：CK 94 114 U/L，MYO ＞ 1200 ng/mL。肾功能 Cr 105 μmol/L（正常值上限），余正常。

入院第 50 天：肾功能 Cr 67.3 μmol/L，eGFR 126.3 mL/（min·1.73 m^2）。肌酶谱 CK 60 U/L，MYO 120 ng/mL。HBV DNA 1.06 × 10^8 copies/mL。

【诊断】

慢性乙型肝炎（重度），横纹肌溶解症，高血压病（高危组），冠心病。

【诊疗经过】

入院后考虑肝功能异常为病毒反弹所致，入院后第 2 天加用恩替卡韦每日 0.5 mg 口服。但患者肝功能异常继续加重，胆红素进行性升高，PTA 进行性下降。入院第 14 天 TBIL 207.2 μmol/L，DBIL 169.5 μmol/L，PTA 54%，具有发生慢加急性肝衰竭趋势，考虑 HBV 病毒对恩替卡韦敏感性下降，将恩替卡韦剂量调整为每日 1 mg 口服，加强保肝、补充凝血因子等治疗。经调整治疗后患者胆红素较前下降，PTA 较前升高。

入院第 29 天，患者出现双侧肢体肌肉疼痛、麻木、无力，尿色呈酱油色，查体神志清楚，左上肢肌力Ⅳ级，左下肢肌力Ⅲ级，右下肢肌力Ⅲ级，右上肢肌力Ⅴ级，生理反射存在，病理征阴性，化验肌红蛋白、肌酸激酶较前升高，尿常规可见与镜检数不匹配的尿潜血阳性，考虑诊断为恩替卡韦导致的横纹肌溶解症，给予水化、碱化尿液，利尿等治疗，恩替卡韦减量为每日 0.5 mg。

入院第 37 天，患者四肢无力加重，左上肢肌力Ⅲ级，左下肢肌力Ⅱ级，右下肢肌力Ⅴ−级，右上肢肌力Ⅴ−级，血清肌酸激酶继续升高，血肌酐水平升高，当日转入 ICU 治疗。入 ICU 后继续予碳酸氢钠碱化尿液、补液，促进肌红蛋白等物质的排出，停用与横纹肌溶解症可能相关的药物，停用他汀类、盐酸贝那普利片、硫酸氢氯吡格雷片等药物，单硝酸异山梨酯片减量。经过上述处理，患者尿量正常，未发生电解质紊乱及酸碱失衡，血肌酐逐渐下降，未进行血液净化治疗。经治疗 20 天后，患者肌力恢复至原水平，肌酸激酶正常、肌红蛋白下降，电解质、尿常规基本恢复正常，转回原普通病房。

【转归及随访】

转入普通病房后继续恩替卡韦每日 0.5 mg 口服和保肝治疗。入院第 50 天复查肌红蛋白、肌酸激酶已经恢复正常。住院 54 天后患者临床治愈出院。

病例分析

横纹肌溶解（rhabdomyolysis，RM）是指由于各种原因导致横纹肌损伤，一种严重的可能危及生命的疾病，引起大量 MYO、CK、LDH 等细胞内成分进入外周血的临床综合征，可导致急性肾衰竭、电解质紊乱等一系列并发症，其中肌红蛋白机械性梗阻引起的急性肾小管坏死最为常见。RM 的病因可分为获得性和遗传性。75% 的患者横纹肌溶解的第一次发作是由获得性原因引起的，最常见的获得性原因包括药物滥用（34%）、药物治疗（11%）、创伤（9%）、癫痫发作（7%），少见的获得性原因还包括代谢紊乱、感染、局部肌肉缺血、全身性肌肉缺血、长时间固定、运动和热射病等。60%的患者有两个或两个以上的致病因素。药物引起的 RM，称为药源性横纹肌溶解症。

横纹肌溶解症的及时诊断是治疗的关键。诊断标准：①有使用引起横纹肌溶解症的药物史。②有横纹肌溶解症的临床症状，如急性肌痛、肌肉痉挛、肌肉水肿、恶心、呕吐和酱油色尿、肌无力、跛行等。③有各种检查项目作指导，如 CK 升高（有研究建议血清 CPK 升高至正常值上限 5 倍以上应考虑横纹肌溶解）、肌肉组织活检为非特异性炎症改变、肌电图示肌病变、肌红蛋白尿（尿潜血阳性而镜下未见红细胞）、血乳酸升高。④其他检查提示病变，如前臂运动试验、分级运动试验、基因检测等。最主要诊断依据为肌无力、肌痛、跛行的临床症状和 CK 升高。

恩替卡韦因其强效、低耐药性，同时不良反应少，安全性高，已被广泛应用于临床。我国《慢性乙型肝炎防治指南》及世界各大肝病研究学会最新指南均建议恩替卡韦作为抗 HBV 的首选药物之一。核苷酸类似物抗病毒治疗可导致线粒体损伤，发生乳酸酸中毒、肌毒性和肾毒性等不良反应。目前恩替卡韦常见的不良反应为乳酸酸中毒，国外尚无恩替卡韦导致横纹肌溶解症的报道，国内近期报道 2 例恩替卡韦导致横纹肌溶解症。

RM 的治疗包括积极消除病因，补液、碱化尿液等基础治疗，危重患者应尽早实施 CRRT。CRRT 不仅对血清肌酶、毒素、炎症介质等有积极的清除作用，减轻肾损伤程度；还可以纠正电解质、酸碱失衡，维持内环境稳定。推荐选择连续静脉 - 静脉血液滤过透析模式。

本例患者在恩替卡韦加量至 1.0 mg，每晚 1 次后出现肌肉疼痛、肌无力、酱油色尿，血 CPK、MYO 进行性升高，尿潜血阳性、肌红蛋白尿，横纹肌溶解诊断明确。因患者病毒载量高，应用其他核苷类似物抗病毒药物发生横纹肌溶解症的风险更大，故未停用恩替卡韦而是将其减量至 0.5 mg，予以药物减量及水化及碱化尿液等治疗后，患者上述表现显著减轻，CPK、MYO 下降，尿量恢复，肾功能好转，避免了 CRRT。考虑本次发病与恩替卡韦有直接关系，因此，在临床用药时应注意核苷酸类似物与他汀类降脂药物联合使用时可能发生横纹肌溶解症，原有疾病患者也应尽量避免服用同类药物，以避免类似不良反应的发生。

病例点评

目前临床上造成横纹肌溶解最常见的药物主要是他汀类降脂药，恩替卡韦较为罕见。目前认为可能的机制与新一代核苷类似物导致的线粒体毒性有关，因病毒 DNA 聚合酶被抑制的同时人线粒体 DNA 聚合酶也可能被抑制，从而影响氧化磷酸化和 ATP 形成过程，导致因 ATP 耗竭而引起的肌细胞损伤。此例患者为中老年男性，慢性乙型肝炎病史 9 年，治疗依从性不高，服药不规律，5 年前曾服用恩替卡韦治疗 2 月余，其间未曾出现横纹肌损伤，此次抗病毒治疗期间用药剂量翻倍。另外，患者 1 年前开始应用匹伐他汀降脂治疗，目前认为他汀类降脂药与某些核苷类及蛋白酶抑制剂类抗病毒药物联用时，会导致药物不良反应增加，尤其是以横纹肌溶解及无症状的转氨酶升高最为常见。正如笔者在文末所述，临床治疗决策过程中应尽量避免此类药物联用，同时在应用恩替卡韦单药抗 HBV 治疗时应告知患者可能存在的风险，并在随访中注意监测。

【参考文献】

1. 中华医学会肝病学分会，中华医学会感染病学分会.慢性乙型肝炎防治指南（2015年版）.中华实验和临床感染病杂志（电子版），2015，9（5）：570-589.

2. NANCE J R，MAMMEN A L. Diagnostic evaluation of rhabdomyolysis. Muscle Nerve，2015，51（6）：793-810.

3. MENDES P，ROBLES P G，MATHUR S，et al.Statin-induced rhabdomyolysis：a comprehensive review of case reports. Physiotherapy Can，2014，66（2）：124-132.

4. 刘培景，佟婉红，杨莉.他汀类与核苷类药物所致横纹肌溶解症及其防治.药品评价，2012，9（2）：38-40.

5. 李芳玮，朱立冬.恩替卡韦治疗慢性乙型病毒性肝炎致横纹肌溶解二例.实用医技杂志，2016，23（3）：333-334.

（刘玉凤 整理）

病例 20
肝移植术后继发多重感染 1 例

📋 病历摘要

【基本信息】

患者，男性，60岁。主因"肝癌肝移植术后8年余，咳嗽、喘憋半月"入院。

现病史：8年余前因"乙肝肝硬化和原发性肝癌"行肝移植术，术后服用他克莫司、麦考酚酸酯抗排斥，拉米夫定预防乙肝复发。术后半月发现肝动脉血栓，再次行开腹手术。术后1月余，出现黄疸和发热，在某医院行胆道镜检查，发现肝门部胆管附壁坏死异物及肝门胆管吻合口狭窄，反复多次在胆道镜下行异物清除及胆道冲洗术，黄疸有所下降。6年前因黄疸加重伴发热，于我院行肝组织活检，病理诊断为"肝移植术后胆道并发症、慢性排斥反应、胆汁

163

淤积性肝炎"，给予他克莫司抗排斥，抗感染和退黄治疗后好转，但患者仍持续存在轻至中度黄疸，改用恩替卡韦抗病毒，继续熊去氧胆酸和腺苷蛋氨酸等治疗胆汁淤积。近 2 年患者仍持续黄疸，TBIL 波动在 110 ～ 220 μmol/L，间断腹胀和肝区隐痛，腹部增强 CT 提示肝内胆管轻度扩张，其间多次因"黄疸和肺部感染"在我院住院。1 月前腹胀、肝区不适加重，伴畏寒和发热，外院检查 TBIL 155.3 μmol/L、ALB 30.2 g/L，外周血白细胞和血小板减低，腹部增强 CT 提示"肝移植术后、胆囊缺如、肝内胆管轻度扩张、脾大、腹腔积液"，诊断胆系感染，给予比阿培南抗感染及保肝退黄治疗，体温恢复正常。半个月前，患者出现发热，咳嗽，咳黄痰，逐渐出现喘憋，外院胸部 CT 提示"双肺慢性炎症伴局部牵拉性支扩、右肺炎症范围增大、双肺下叶实变"，先后给予头孢美唑、比阿培南等抗感染，效果不佳。1 周前痰培养"烟曲霉菌"且 GM 试验阳性，考虑"肺曲霉菌病"，开始伏立康唑抗真菌，并将他克莫司减量为 0.5 mg bid。患者咳嗽、咳痰和喘憋加重，转入我院 ICU 诊疗。

本次发病以来，患者精神尚可，食欲缺乏，睡眠不佳，尿色深、尿量正常，无灰白便。近 1 年体重下降约 4 kg。

既往史：慢性乙肝 20 年，肝硬化 10 年。8 年前诊断为原发性肝癌，并行肝移植。肝移植术后发现慢性贫血、骨质疏松、慢性胃炎和反流性食管炎等，规律服用骨化三醇和雷贝拉唑等治疗。否认高血压、冠心病、糖尿病病史和药物过敏。无吸烟饮酒等嗜好。

【体格检查】

体温 36.5 ℃，脉搏 74 次 / 分，呼吸 20 ～ 25 次 / 分，血压 100/60 mmHg，SpO₂ 94%（未吸氧）。神志清楚，精神偏弱。肝病面容，肝掌阳性，全身皮肤和巩膜中度黄染。呼吸频率偏快，未见

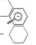

三凹征，双肺叩诊呈清音，双肺呼吸音粗，右下肺闻及少量湿啰音，少许哮鸣音。心率 74 次 / 分，心律齐，各瓣膜区未闻及病理性杂音。腹部饱满，上腹部可见手术瘢痕，全腹无压痛及反跳痛，肝、脾、胆囊未触及，墨菲征阴性，肝区无叩痛，移动性浊音阴性。双下肢无水肿，四肢活动自如。巴宾斯基征阴性，踝阵挛和扑翼征阴性。

【辅助检查】

血常规：WBC 2.21×10^9/L，NE% 83.20%，RBC 2.50×10^{12}/L，Hb 79.0 g/L，PLT 83.0×10^9/L。

炎症标志物：PCT 0.19 ng/mL，CRP 14.4 mg/L。

血生化：TBIL 212.2 μmol/L，DBIL 187.2 μmol/L，ALB 29.7 g/L，LDH 95.1 U/L，ALP 221.3U/L，CHE 1760 U/L，TBA 188.1 μmol/L，TG 2.16 mmol/L，Pre-A 77.2 mg/L。

电解质：K^+ 4.84 mmol/L，Na^+ 126.4 mmol/L，Cl^- 96.5 mmol/L，Ca^{2+} 2.14 mmol/L，BUN 3.26 mmol/L，Cr 51.4 μmol/L，TCO_2 19.1 mmol/L。GLU 6.37 mmol/L，NH_3 18.00 μmol/L。

动脉血气分析（吸氧浓度 30%）：pH 7.39，$PaCO_2$ 33.6 mmHg，PO_2 68.6 mmHg，BE −4.20 mmol/L，HCO_3^- 20.20 mmol/L，SaO_2 94.40%。PaO_2/FiO_2 238 mmHg。

心肌损伤标志物：BNP 70.70 pg/mL，CK-MB 10.2 U/L，CK 11.9 U/L。

肿瘤标志物：AFP 1.50 ng/mL，CEA 4.6 ng/mL，CA19-9 13.4 U/mL，CA15-3 5.1 U/mL。

凝血功能：PT 16.40 s，PTA 57.00%，INR 1.52，TT 16.8 s，APTT 32.30 s，Fb 268.00 mg/dL，FDP 0.78 μg/mL，D- 二聚体 0.35 mg/L。

他克莫司药物浓度：10.4 ng/mL。

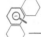

感染相关检验：①真菌检验：β 葡聚糖试验（G 试验）＜ 10.0 pg/mL，半乳甘露聚糖试验（GM）0.7197（＋）。②痰涂片：可见革兰氏阴性杆菌，未见抗酸杆菌。③乙肝相关指标：HBsAg（－），抗 HBs 114.85 mIU/mL，抗 HBc 7.51 S/CO，HBV DNA 载量＜ 1.0×10^2 IU/mL。④甲型流感病毒通用核酸（＋），H1N1 流感病毒 RNA 核酸（＋）。⑤痰培养出铜绿假单胞菌，抗铜绿的抗生素均敏感。

腹部影像：①超声：肝移植术后，肝弥漫性病变，肝大，腹腔积液，胆囊切除术后，脾大，脾静脉扩张，门静脉高压。②腹部 CT：肝移植术后，肝内未见异常密度影，胆囊缺如，肝内胆管轻度扩张，脾大，副脾，少量腹腔积液。

胸部 CT：双肺上叶磨玻璃及实变影，右肺中叶、下叶实变影，双肺炎症伴局部牵拉性支扩。心影增大，心包少量积液。

【诊断】

侵袭性肺曲霉菌病，细菌性肺炎，甲型 H1N1 流感，急性 Ⅰ 型呼吸衰竭，肝移植术后。

【诊疗经过】

1. 入院治疗

（1）一般处置：①免疫缺陷患者，收入清洁病房，保护性隔离；②加强呼吸功能监护；③加强营养支持，鼓励进食，保证热量和蛋白质需求；④预防深静脉血栓。

（2）肝脏支持：①继续口服他克莫司、麦考酚酸酯抗排斥，监测血药浓度；②口服恩替卡韦预防乙肝复发；③口服甘草酸、腺苷蛋氨酸、熊去氧胆酸保肝退黄；④输注人血白蛋白，口服呋塞米、螺内酯等利尿消除腹腔积液。

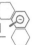

（3）呼吸支持：①面罩吸氧，维持血氧饱和度在96%左右；②雾化吸入化痰和平喘药物，湿化气道，机械辅助排痰和体位引流促进痰液排出。

（4）抗感染：①留取血液、痰液等培养，寻找感染病原体；②抗流感病毒治疗：口服磷酸奥司他韦；③抗感染治疗：考虑肺部感染为细菌和真菌混合感染，静脉滴注伏立康唑（首日300 mg q12h）100 mg q12h抗曲霉菌（根据肝功能调整剂量），输注头孢哌酮舒巴坦3 g q8h针对铜绿假单胞菌；④患者口服免疫抑制剂，同时存在粒细胞和淋巴细胞减少，口服复方磺胺甲噁唑片预防肺孢子菌肺炎（PCP）。

2. 治疗应答和调整

经过上述治疗4天，患者痰量增多，为黄白色脓性痰液，喘憋继续加重，血氧饱和度下降，提高吸氧流量至8 L/min，复查胸部CT提示"双上肺病灶扩大"，考虑曲霉菌治疗效果不佳，加用卡泊芬净（首剂70 mg负荷，50 mg ivgtt qd）联合伏立康唑抗真菌治疗。其后咳嗽、咳痰和喘憋等症状逐渐好转。至第10天氧合状况改善，降低吸氧浓度，更换为鼻导管吸氧，复查甲型H1N1流感病毒核酸转阴，停用奥司他韦。至第13天，咳嗽和脓痰消失，呼吸衰竭完成纠正，胸部CT见双肺病变吸收病灶缩小，复查真菌GM试验和G试验均阴性，停用头孢哌酮舒巴坦，继续伏立康唑联合卡泊芬净抗曲霉菌。患者呼吸功能和肝功能均好转，转入肝脏内科病房继续巩固治疗。肝功能变化见表20-1。

表 20-1　肝功能变化

采样日期	ALT (U/L)	AST (U/L)	TBIL (μmol/L)	DBIL (μmol/L)	GGT (U/L)	ALP (U/L)	TBA (μmol/L)	ALB (g/L)
1 月 1 日	14	31	212	187	55	221	188	29.7
1 月 5 日	23	62	197	175	121	244	154	34.0
1 月 10 日	20	55	204	177	172	274	144	28.0
1 月 13 日	16	36	243	195	–	–	–	32.0
1 月 16 日	16	33	186	152	–	–	–	30.0
1 月 19 日	39	78	198	178	120	345	121	32.0
1 月 24 日	36	74	189	170	110	331	153	30.0
1 月 29 日	42	88	180	159	126	327	164	31.0

【转归及随访】

转入肝脏内科后，停用卡泊芬净，伏立康唑改为口服治疗。至治疗第 25 天，复查胸部 CT 提示双上肺及双下肺病变基本吸收、左上肺可见空腔样病变。继续口服伏立康唑和保肝治疗，治疗 35 天后好转出院。院外继续口服伏立康唑至 8 周，肺部感染治愈。

病例分析

本病例为肝移植术后慢性排斥反应，反复继发胆道和肺部感染，导致呼吸衰竭和重度肝损害，病情复杂，治疗矛盾较多。本例患者需要考虑以下几个方面问题。

（1）肝移植术后肝功能障碍：本例患者入院时存在重度黄疸，引起肝损害的原因可能存在多个因素。①乙型肝炎复发：移植后一直服用拉米夫定预防性治疗，长期监测 HBV DNA 未提示病毒活化问题，且肝脏生化未提示 ALT 等酶显著升高，乙肝复发可以排除。②肝移植手术并发症：肝移植手术近期发生肝动脉血栓，肝动脉缺血可导致胆道损伤，其后可发生胆道狭窄等并发症，此例患者存在

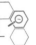

这个因素。③免疫排斥：患者移植术后 8 年，反复表现为胆道狭窄和胆汁淤积，符合慢性排斥表现，肝组织病理明确此诊断。患者移植肝长期处于慢性炎症状态，导致目前重度黄疸，以及腹腔积液和脾大等门静脉高压表现。本患者发生多重感染和呼吸衰竭，使肝损害进一步加重。因此，治疗的重点在于控制感染和减轻排斥反应。

（2）多重感染：肝移植术后常见感染部位是肺和胆系。本例患者长期服用免疫抑制剂，容易发生细菌、真菌、病毒和肺孢子虫等机会性感染。此外，本例患者因反复胆系感染住院，也是医院内多重耐药菌感染的高危人群。患者感染甲型 H1N1，引起流感肺炎，在广谱抗生素治疗下，继发了真菌肺炎。肺部影像、痰培养结果和真菌抗原检测等都支持患者属于侵袭性肺曲霉菌病，需要积极的抗曲霉菌治疗。

（3）抗真菌治疗：本例患者的抗真菌治疗比较困难。肺曲霉菌感染的首选治疗药物是伏立康唑，但严重肝损害会影响伏立康唑药物代谢，另外他克莫司与伏立康唑存在相互影响，导致患者的实际血药浓度难以预测。本例患者治疗应答不佳，果断联合卡泊芬净治疗，取得了较好疗效，缩短了病程，也减少了药物对于肝脏的不利影响，为患者肝功能好转提供了条件。

📋 病例点评

肝移植人群是一个特殊人群，容易发生各种机会感染和多重感染。本例患者入院时已经明确发生多重感染，包括流感病毒、铜绿假单胞菌和烟曲霉感染，并且引起了急性呼吸衰竭和严重肝损伤。临床诊疗中需要考虑肝损害的原因和诱因，需要权衡免疫抑制剂的剂量增减问题，需要考量药物与肝脏的相互影响问题，还要考虑免疫排斥药物和抗真菌药物的相互作用。尽管病情比较复杂，治疗上也存在多个矛盾，但显然首要的突破点仍然是尽快控制肺部感染。本例病例果断联合应用两种抗真菌药物，同时密切监测肝脏功能变化，进行了足量和足疗程的抗曲霉菌治疗，最终肺部感染治愈，肝脏功能也得到了好转。

【参考文献】

1. 中华医学会呼吸病学分会感染学组 . 肺真菌病诊断和治疗专家共识 . 中华结核和呼吸杂志，2007，30（11）：821-834.

2. 马洪斌，刘连新 . 肝移植术后中枢神经系统曲霉菌感染的研究进展 . 肝胆外科杂志，2021，29（5）：394-397.

3. THOMAS F P, GEORGE R T, DAVID W D, et al. Practice guidelines for the diagnosis and management of aspergillosis：2016 update by IDSA. Clinical Infectious Diseases，2016，63（4）：e1-e60.

4. ANGARITA SAK, RUSSELL T A, KALDAS F M. Pneumonia after liver transplantation. Curr Opin Organ Transplant，2017，22（4）：328-335.

（李传胜　整理）

病例 21
肝衰竭合并侵袭性肺曲霉菌病 1 例

病历摘要

【基本信息】

患者，男性，35岁，主因"发现 HBsAg 阳性 5 年，腹泻、腹胀伴发热 20 天"入院。

现病史：5 年前体检时发现乙肝表面抗原阳性，自觉无明显不适，在当地医院诊断为"肝硬化、腹腔积液"，经阿德福韦酯抗病毒、保肝和利尿等治疗后好转出院。半年前患者自觉腹胀、尿少，就诊于当地传染病医院，化验肝功能异常（具体不详），停用阿德福韦酯，改用恩替卡韦 0.5 g/d 抗病毒，同时保肝治疗，好转后出院。20 天前无诱因出现腹胀、腹泻，每日 5～6 次水样便，伴恶心、呕吐胃内容物，自觉发热，未测体温。就诊于当地某医院，诊断为

171

"乙肝肝硬化、腹腔积液、腹腔感染",给予保肝和利尿治疗,每日补充白蛋白、血浆及地塞米松 1 支(单支剂量不详),同时行腹腔穿刺置管引流术,住院 10 天,但患者腹胀进一步加重,体温 38 ～ 39℃。7 天前转入当地传染病医院,患者神志恍惚,不能正确回答问题,体温 39℃,血常规检查"WBC 12.8×10^9/L、NE% 92%、PLT 31×10^9/L",肝功能检查"ALT 191 U/L、AST 206 U/L、ALB 23.9 g/L、TBIL 98.2 μmol/L、DBIL 61 μmol/L",凝血功能"PT 54.4 s、FIB 1.24 g/L、PTA 32.15%、INR 2.26",诊断为"乙肝肝硬化失代偿期、肝性脑病、腹腔感染"。给予保肝、脱氨和甘露醇控制脑水肿,利尿和输注白蛋白消除腹腔积液,头孢哌酮舒巴坦联合左氧氟沙星抗感染,患者神志转清,仍感腹胀,每日发热,体温波动在 38 ～ 39℃,每日尿量 1000 ～ 2000 mL,但全身水肿继续加重。2 天前出现咳嗽,咳黄色黏痰伴黑褐色颗粒,呼吸困难明显。1 天前胸部 CT 检查提示"肝肺多发结节、双下肺野炎症病变、胸腔积液",考虑存在肺部感染,将头孢哌酮舒巴坦升级为亚胺培南抗感染。为进一步诊治,转运至我院急诊就诊,在我院急诊就诊时监测 SpO_2 为 78%。

既往史:半年前发现糖尿病,具体不详。否认高血压、冠心病病史。否认其他传染病病史,否认食物、药物过敏史及手术外伤史。

个人史:吸烟约 20 年,平均 20 支 / 天,未戒烟。间断饮酒约 20 年,量不等,常醉酒。

【体格检查】

体温 37.4℃,脉搏 104 次 / 分,呼吸 25 次 / 分,血压 117/56 mmHg,SpO_2 90%(鼻导管吸氧,氧流量 5 L/min)。体重 88 kg,体重指数(BMI)28.7 kg/m²。神志清楚,慢性肝病面容,周身重度水肿,全身皮肤黏膜颜色重度黄染,皮肤温度稍高,皮肤弹性减弱,肝掌阳性,

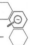

蜘蛛痣阳性，双侧臀部及右手肘部、腹部大片淤斑。双侧巩膜重度黄染，左侧球结膜下出血伴水肿。口唇多处破溃，无明显出血，无苍白和发绀，口腔黏膜未见溃疡。颈软无抵抗。无三凹征，双肺叩诊呈清音，双肺呼吸音较低，闻及少许细湿啰音，未闻及哮鸣音。心率 104 次 / 分，各瓣膜听诊区未闻及病理性杂音。腹部膨隆，全腹压痛及反跳痛可疑，腹部未触及包块，肝、脾、胆囊触诊不满意，墨菲征阴性，麦氏点无压痛，肝区叩痛阴性，移动性浊音阳性。双下肢重度水肿，阴囊中度水肿，双侧巴宾斯基征阴性，踝阵挛阴性，扑翼样震颤阴性。

危重症相关评分：APACHE- Ⅱ 评分 14 分，Child-Pugh 评分 14 分，MELD 评分 23 分，营养风险筛查（2002）评分为 8 分。

【辅助检查】

血常规：WBC 8.49×10^9/L，NE% 81.04%，Hb 82.40 g/L，HCT 22.32%，PLT 35.40×10^9/L。PCT 1.41 ng/mL。

电解质＋肾功能：Na^+ 127.50 mmol/L，K^+ 4.20 mmol/L，Cl^- 93.70 mmol/L，Ca^{2+} 1.99 mmol/L，Mg^{2+} 0.89 mmol/L，BUN 10.32 mmol/L，Cr 53.20 μmol/L，GLU 12.07 mmol/L。NH_3 28.50 μmol/L。

动脉血气分析（FiO_2 0.64）：pH 7.499，$PaCO_2$ 38.3 mmHg，PaO_2 72 mmHg，BE 7 mmol/L，HCO_3^- 29.8 mmol/L，SaO_2 96%，AG 12.00 mmol/L，Lac 1.86 mmol/L。PaO_2/FiO_2 118 mmHg。

凝血功能：PT 21.90 s，PTA 34.20%，INR 1.88，APTT 77.60 s，Fb 112.70 mg/dL，D- 二聚体 3.52 mg/L。

腹腔积液常规：淡黄色微混，比重 1.012，李凡他试验阴性，细胞总数 1700 个 /μL，白细胞 700 个 /μL，单核细胞占 30%，多核细胞占 70%。腹腔积液生化：K^+ 4.07 mmol/L，Na^+ 129.50 mmol/L，

Cl⁻ 100.10 mmol/L，GLU 10.02 mmol/L，ALB 3.40 g/L，TP 6.20 g/L。

胸腔积液常规：黄色，比重 1.014，李凡他试验阴性，细胞总数 5347 个 /μL，白细胞 147 个 /μL，单核细胞占 63%，多核细胞占 37%。胸腔积液生化：K^+ 4.08 mmol/L，Na^+ 144.4 mmol/L，Cl^- 113.6 mmol/L，ALB 8.7 g/L，TP 15.6 g/L。

外周血 $CD4^+$ T 淋巴细胞 230 cells/μL。

病原学检查：①血液 HBV DNA 定量＜ 5.0×10^2 IU/mL。②腹腔积液培养出大肠埃希菌，对头孢哌酮舒巴坦不敏感，对碳青霉烯类敏感。③痰培养出烟曲霉。

血清甘露聚糖试验（GM）：4.3588 pg/mL（参考值＜ 0.5 pg/mL）。β 葡聚糖试验（G 试验）：77.92 pg/mL（阴性＜ 60.0 pg/mL；灰区 60.0 ～ 100.0 pg/mL；阳性＞ 100 pg/mL）。

肝功能生化变化见表 21-1。入院时呈"酶胆分离"的特点，经治疗胆红素逐渐下降，肝功能好转。

胸部 X 线、CT 见图 21-1、图 21-2。双肺多发斑片状、团块影，右上肺近胸膜及双下肺实变影。

表 21-1　肝功能生化变化

项目	第 1 天	第 4 天	第 7 天	第 12 天	第 16 天	第 19 天
ALT（U/L）	84.9	28.9	23.6	9.3	10.3	11.4
AST（U/L）	36.3	21.0	20.0	19.7	22.2	28.2
TBIL（μmol/L）	205.1	202.9	172.7	109.3	81.1	67.7
DBIL（μmol/L）	128.4	131.9	113.4	69.9	49.9	40.0
ALB（g/L）	24.6	24.4	27.5	26.7	29.3	25.8

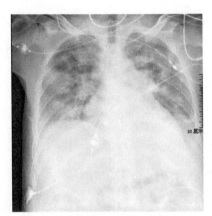

两肺纹理增多，多发片絮影。

图 21-1　胸部 X 线

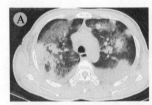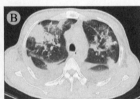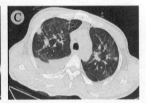

A. 住院第 6 天：双肺实质内见多发网格状片絮影及片状实变；B. 住院第 14 天：双肺实质内见多发大小不等团片状软组织密度影，较前次 CT 病变部分吸收；C. 住院第 21 天：双肺多发团片致密影，较前吸收。

图 21-2　胸部 CT

【诊断】

侵袭性肺曲霉菌病，急性 I 型呼吸衰竭，慢加急性肝衰竭（早期），乙肝肝硬化失代偿期，胸腔积液，腹腔积液，腹腔感染。

【诊疗经过】

（1）一般支持治疗：①卧床休息，抬高床头。②加强生命体征监护。③加强营养支持。④重点监测呼吸症状和氧合状况，给予氧疗，做好机械通气准备。

（2）针对侵袭性肺曲霉菌病的治疗：入院后根据患者症状、病史、抗生素治疗效果，判定患者具有真菌感染的高危因素，有较为

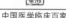

典型的肺部影像学特征，GM 试验阳性结果，考虑临床诊断肺部侵袭性曲霉菌病（IPA），立即静脉滴注伏立康唑进行抗真菌治疗，首日给予负荷量 400 mg，每 12 小时一次静脉滴注，24 小时后给予维持量 200 mg，每日 2 次静脉滴注。48 小时后痰培养和真菌抗原检测结果支持入院诊断，进入抗真菌的目标化治疗阶段。

（3）针对腹腔感染治疗：①腹腔穿刺置管引流，缓解腹腔高压和减少炎症物质。②经验性抗细菌治疗，给予头孢哌酮舒巴坦 3 g，每 8 小时一次静脉滴注，覆盖肝硬化合并自发性腹膜炎常见的产 ESBLs 肠杆菌科细菌。后腹腔积液培养出大肠埃希菌，对头孢哌酮舒巴坦不敏感，更换为比阿培南静脉滴注进行目标治疗。

（4）肝衰竭救治：①既往恩替卡韦抗病毒应答良好，继续应用。②口服呋塞米 40 mg/d，螺内酯 80 mg/d 利尿消除腹腔积液。③补充白蛋白纠正低蛋白血症，提高血浆胶体渗透压。④给予异甘草酸镁、谷胱甘肽保肝。⑤口服乳果糖防止高氨血症，预防肝性脑病。

经过入院后伏立康唑抗真菌治疗 1 周，患者体温正常，咳痰量和血痰减少，呼吸衰竭得到纠正。2 周后咳嗽明显减轻，血痰消失。入院第 16 天发现左侧胸腔积液增多，行胸腔穿刺置管引流，常规及培养检查均不支持胸腔感染。治疗 3 周后，腹腔感染得到控制，肝功能明显好转，患者一般情况明显改善，停止抗细菌治疗，继续伏立康唑抗真菌。入院第 22 天转出 ICU，伏立康唑调整为口服剂型，200 mg，每日 2 次治疗。第 25 天拔除胸腔引流管，第 27 天拔除腹腔引流管，第 28 天出院，出院后继续完成伏立康唑治疗疗程。

【转归及随访】

出院时患者神志清楚，偶咳嗽，无痰，体温 37.1℃，脉搏 86 次 / 分，血压 120/70 mmHg，皮肤巩膜轻度黄疸，右下肺呼吸音低，未闻及干

笔记

湿性啰音，腹软，轻压痛及反跳痛，移动性浊音阴性，双下肢无水肿。院外继续口服伏立康唑8周，IPA治愈，肝功能恢复至本次发病前水平。

病例分析

　　侵袭性肺曲霉病（invasive pulmonary aspergillosis，IPA）是最常见的肺部深部真菌感染性疾病，治疗效果差，病死率极高。曲霉菌普遍存在于我们的生活环境中，吸入感染性的分生孢子是常见的感染途径，其中以烟曲霉感染最为多见。免疫功能正常者罕见发生IPA，而粒细胞缺乏、应用细胞毒性药物及免疫抑制剂等造成免疫缺陷的患者，则容易发生肺侵袭性真菌感染。

　　本例患者具有发生IPA的多个危险因素：①肝硬化失代偿期，反复发生自发性腹膜炎，接受了较长时间的广谱抗菌药物治疗；②慢加急性肝衰竭明确，存在免疫功能低下；③在治疗肝衰竭和重度黄疸时，应用糖皮质激素治疗；④反复进行侵袭性诊疗操作，容易发生感染并发症；⑤患者腹胀和腹泻症状明显，存在肠道微生态紊乱，肠道屏障受损；⑥肝性脑病时气道保护能力下降，容易发生误吸。正是上述多因素重叠作用，导致了本患者IPA的发生。

　　肺侵袭性曲霉菌病的临床表现没有特异性，不同免疫状况的患者的表现也存在一定差异。IPA的主要临床特征如下。

　　（1）IPA的临床特点：存在不同程度的发热，咳嗽，痰不易咳出，可为白色黏痰或灰褐色黏稠痰，可痰中带血，后期可伴气促、胸痛和呼吸衰竭。化验外周血白细胞正常或轻度升高，血清降钙素原水平轻度升高。

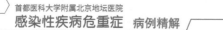
（2）IPA 的肺部影像学特点：典型表现为双肺多发的结节或肿块，或者近胸膜楔形实变影，可见"晕轮征"，随着病变进展，实变区内肺组织坏死，可表现"新月征"或薄壁空洞。胸部影像学对于 IPA 诊断具有重要的提示意义。

（3）微生物学依据：采集血浆、支气管肺泡灌洗液和组织标本，进行 GM 试验、PCR 诊断检测。肺组织活检进行病理诊断，是确诊 IPA 的"金标准"。不同部位标本的诊断判读标准不同：①血浆、血清或全血连续 2 次以上 PCR 阳性；②支气管肺泡灌洗液 2 次以上重复 PCR 阳性；③血清、血浆或全血至少 1 次，且支气管肺泡灌洗液存在至少 1 次曲霉 PCR 阳性。

由于微生物诊断难以在早期获得，而且诊断的敏感性较低，因此，IPA 的早期诊断需要综合高危因素、临床表现、典型影像学改变和微生物学证据，目前普遍采用的诊断标准将 IPA 分为拟诊、临床诊断和确诊几个不同层级（表 21-2）。本例肝衰竭合并 IPA，入院时具有高危因素、临床特征和影像学特征改变，属于拟诊。当痰培养和 GM 试验结果阳性后，就属于确定诊断。

表 21-2　肺侵袭性曲霉菌病的诊断标准

确诊（proven）：临床特征或典型影像学特征＋确诊 IPA 的真菌微生物学检查依据
临床诊断（probable）：临床特征或典型影像学特征＋至少一项可用于临床诊断 IPA 的真菌微生物学检查依据
拟诊（possible）：临床特征或具备典型影像学特征改变

IPA 的治疗首选伏立康唑，疗程通常为 12 周。伏立康唑在肝脏代谢，严重肝功能障碍时药物清除减慢。对于 Child-Pugh A 级或 B 级患者，伏立康唑的药代动力学影响不大，可以按照正常人的方案给药，负荷剂量 6 mg/kg q12h+ 维持剂量 2 mg/kg q12h。对于 Chid-

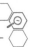
Pugh C 级患者，目前没有推荐剂量。回顾性研究显示，给予慢加急性肝衰竭患者负荷量 200 mg q12h ＋维持剂量 100 mg qd 能达到最佳血药谷浓度 1 ～ 5 μg/mL，治疗 1 ～ 2 周后肺部 CT 病变明显吸收，未发现药物不良反应。需要注意的是，肝衰竭病程中肝的药物代谢能力是不断变化的，因此，在这些患者中应用伏立康唑时最好进行血药浓度监测，维持血药谷浓度 1 ～ 5 μg/mL。若伏立康唑不耐受或治疗失败，可以更换为泊沙康唑或棘白菌素类药物，也可以联合棘白菌素类药物作为挽救治疗。

病例点评

　　肝衰竭患者容易发生各种机会感染，合并肺侵袭性曲霉菌病并不罕见。肝衰竭患者的自发性腹膜炎和细菌性肺炎发生率高，临床医生会首先考虑针对细菌进行治疗，疗效不佳时会先入为主考虑细菌的抗生素耐药。而侵袭性真菌感染往往重叠在上述细菌感染之上，具有一定隐匿性。由于 IPA 的临床表现没有特异性，深部标本不易获得，疾病早期的实验室诊断的敏感性低，这就容易造成临床上误诊和延迟诊断，我们肝病专业医生需要对 IPA 保持高度警惕。当肝衰竭患者合并肺部感染时，尽早留取标本进行 GM 试验和真菌培养，通过防污染技术采集下呼吸道分泌物的诊断意义更大，重视对肺部 CT 影像的解读，以达到早诊断和早治疗的目的。肝衰竭合并侵袭性肺曲霉病的治疗较为困难，肝是多种药物代谢的重要器官，肝衰竭时多种抗真菌药物的药物代谢动力学会发生改变。目前常用的抗真菌药物包括多烯类中的两性霉素 B、三唑类中的伏立康唑及棘白菌素类中的卡泊芬净，在肝衰竭患者中应用这些药物都存在不良反应增加的风险。目前研究较多的是伏立康唑，其安全性和耐受性都较好，但建议有条件时规律监测其血药浓度，进行个体化的药物剂量调整。

【参考文献】

1. 中国研究型医院学会肝病专业委员会重症肝病学组，中华医学会肝病学分会重型肝病与人工肝学组.重症肝病合并侵袭性真菌感染诊治专家共识.中华肝脏病杂志，2022，30（2）：159-168.

2. 刘景院，徐云良，魏丽荣，等.肝衰竭合并侵袭性肺曲霉菌病的危险因素和胸部影像特征分析.中华实验和临床感染病杂志（电子版），2013，7（5）：645-649.

3. GAO J，ZHANG Q，WU Y，et al. Improving survival of acute-on-chronic liver failure patients complicated with invasive pulmonary aspergillosis. Sci Rep，2018，8（1）：876.

4. 张莹，王永刚，张军昌，等.伏立康唑应用于 76 例肝硬化 Child-Pugh C 级合并侵袭性真菌感染患者的临床观察.中华肝脏病杂志，2021，29（2）：137-142.

（尹宁宁　整理）

病例 22
肝衰竭并发 CRAB 感染的
自发性腹膜炎 1 例

病历摘要

【基本信息】

患者，男性，52岁。主因"乏力、食欲下降、尿色深黄3月余，加重伴意识障碍2天"急诊入院。

现病史：患者于3个多月前服用"穿山龙"后出现乏力、食欲下降表现，逐渐加重并伴有尿色深黄。就诊于当地医院，检查结果如下，生化及凝血功能：TBIL 77 μmol/L，DBIL 27 μmol/L，ALT 665 U/L，AST 266 U/L，ALP 174 U/L，GGT 138 U/L，ALB 30 g/L，PTA 71%，INR 1.2。给予异甘草酸镁等保肝药物，经过近1个月的治疗，患者食欲改善，肝功能化验指标较前好转，TBIL 63 μmol/L，DBIL 28 μmol/L，ALT 41 U/L，AST 59 U/L，自行出院。一个半月前患者因仍有乏力、腹胀等不适，服用中药汤剂治疗（方剂不详），上述症状未见缓解，且进行性加重。2天前患者意识不清，呼唤不能应答。经急诊收入ICU。

既往史：半年前患脑梗死，遗留左侧肢体活动不利；高血压病史半年，血压最高180/100 mmHg，未规律治疗。

个人史：饮酒史20年，3～4次/周，每次饮酒（乙醇）量约80 g；否认吸烟史。

【体格检查】

体温36 ℃，脉搏70次/分，呼吸19次/分，血压98/60 mmHg。嗜睡状态，GCS 8分，皮肤及巩膜重度黄染，下肢及腰骶部可凹性水肿，双肺呼吸音粗，下肺呼吸音偏低，无干湿啰音，心律齐，未闻及病理性杂音，腹部膨隆，腹围107 cm，腹软，压痛可疑阳性，无反跳痛，移动性浊音阳性，肠鸣音减弱，四肢末梢皮温低，肌力查体不能配合，巴宾斯基征左侧阳性，右侧阴性，踝阵挛阳性。

【辅助检查】

入院时辅助检查结果：血常规：WBC 14.15×10^9/L，NE% 75%，PLT 81.00×10^9/L，Hb 140.00 g/L；PCT：1.45 ng/mL；生化：Na^+ 127.9 mmol/L，Cl^- 95.9 mmol/L，K^+ 3.55 mmol/L，NH_3 31.00 μmol/L，Cr 63.7 μmol/L，ALT 23.6 U/L，AST 49.9 U/L，TBIL 216.2 μmol/L，DBIL 161.0 μmol/L，ALB 27.4 g/L；凝血功能：PT 22.50 s，PTA 38.00%，APTT 44.70 s，INR 2.08，FDP 13.83 μg/mL，D-二聚体 3.71 mg/L；甲乙丙丁戊肝病毒检测均阴性；腹腔积液常规：黄色微混，比重1.014，李凡他试验阴性，总细胞345个/μL，白细胞145个/μL，多核27%；腹腔积液生化：GLU 5.55 mmol/L，ALB 6.0 g/L，TP 13.9 g/L，

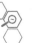

LDH 102.0 U/L，ADA 2.1 U/L，AMY 33.0 U/L；动脉血乳酸 1.33 mmol/L。腹部 CT：脂肪肝、胆囊结石、胆囊炎，腹腔积液。

治疗过程中化验检查结果动态变化见图 22-1 至图 22-5、表 22-1 至表 22-3。病程中出现肝、肾损伤表现，经治疗后好转；胆红素总体上呈下降趋势；腹腔积液化验显示白细胞计数明显增高，培养结果为多重耐药菌。

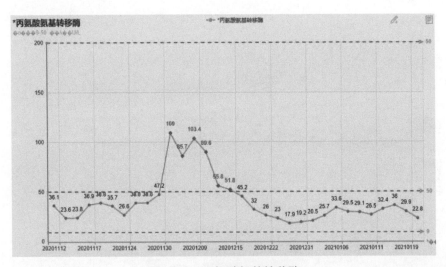

图 22-1　丙氨酸氨基转移酶

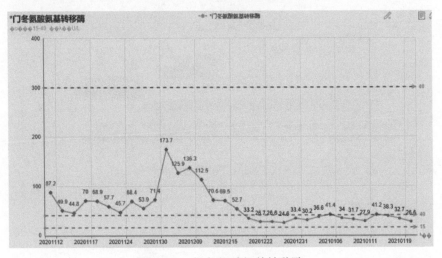

图 22-2　门冬氨酸氨基转移酶

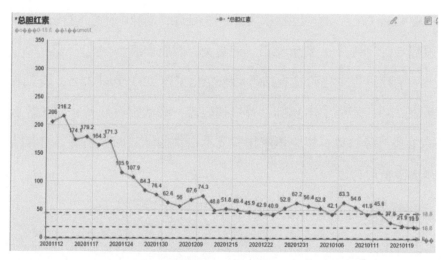

图 22-3 总胆红素

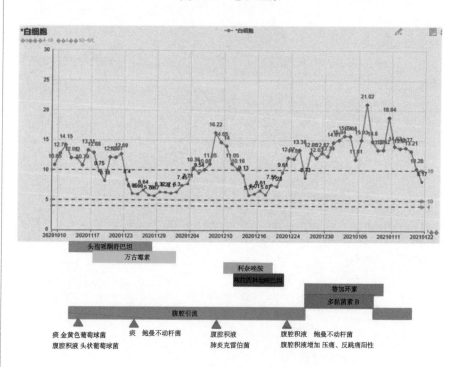

图 22-4 血白细胞计数及抗生素使用情况

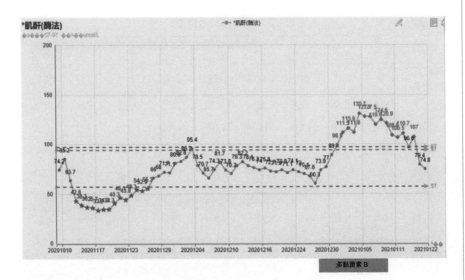

图 22-5　血清肌酐

表 22-1　腹腔积液鲍曼不动杆菌药敏结果

抗生素名称	编号	KB (mm)	MIC (μg/mL)	结果
阿米卡星（Amikacin）			> 32	耐药
环丙沙星（Ciprofloxacin）			> 4	耐药
头孢曲松（Ceftriaxone）	CRO		> 32	耐药
头孢吡肟（Cefepime）			> 16	耐药
亚胺培南（泰能）（Imipenem）			> 8	耐药
美罗培南（Meropenem）			> 8	耐药
妥布霉素（Tobramycin）			> 8	耐药
氨苄西林 / 舒巴坦 （Ampicillin/Sulbactam）			> 16/8	耐药
头孢哌酮 / 舒巴坦 （Cefoperazone/Sulbactam）	SCP		> 32/8	耐药
复方磺胺 （Trimethoprim/Sulfamethoxazole）			> 4/76	耐药
哌拉西林 / 他唑巴坦 （Piperacillin/Tazobactam）			> 64/4	耐药
左旋氧氟沙星（Levofloxacin）			8	耐药
米诺环素（Minocycline）	MI		4	耐药
头孢他啶（Ceftazidime）			> 32	耐药
吉米沙星（Gemifloxacin）			> 8	耐药
多黏菌素（Colistin）			≤ 1	
替加环素（Tigecycline）	TGC		4	

表 22-2　腹腔积液常规

项目	11月13日	11月21日	11月30日	12月5日	12月15日	12月24日	12月27日	1月2日	1月10日
腹腔积液外观	黄色	黄色	黄色	血性	黄色	黄色	黄色	黄色	黄色
透明度	微混	微混	混浊	混浊	微混	微混	混浊	混浊	微混
比重	1.014	1.020	1.018	1.018	1.024	1.020	1.022	1.022	1.022
李凡他	阴性	阴性	阴性	弱阳性	阴性	阴性	弱阳性	阳性	弱阳性
总细胞	345	331	4061	14124	1172	7406	5000	2203	1042
白细胞	145	131	61	124	172	2406	1700	1503	412
单核 %	73.0	76.0	95.0	91.0	83.0	33.0	58.0	88.0	89.6
多核 %	27.0	24.0	5.0	9.0	17.0	67.0	42.0	12.0	10.4

表 22-3　细菌培养结果

项目	11月13日	11月13日	11月24日	12月9日	12月24日	12月25日
标本	腹腔积液	痰	痰	腹腔积液	腹腔积液	腹腔积液
培养结果	头状葡萄球菌	金黄色葡萄球菌	鲍曼不动杆菌	肺炎克雷伯菌	鲍曼不动杆菌	鲍曼不动杆菌

【诊断】

酒精性肝病，药物性肝损伤，慢加亚急性肝衰竭（晚期），肝性脑病（Ⅲ期），门静脉高压症，腹腔积液，自发性腹膜炎，细菌性肺炎，急性肾损伤 2 期（KIDGO），低血压状态，陈旧性脑梗死。

【诊疗经过】

诊断依据：患者饮酒 20 余年，平均每日饮酒（乙醇）量约 40 g，有食欲下降等消化道症状，转氨酶升高，AST ＞ ALT，超声显示肝脏弥漫性回声增强，符合酒精性肝病诊断。患者肝脏超声及腹部 CT 显示肝脏形态大致正常，肝硬化诊断依据不足。入院前 3 个月肝损伤进行性加重，表现为明显乏力，显著消化道症状，胆红素升高至正常值上限 10 倍以上，并发肝性脑病，凝血功能恶化，PTA ＜ 40%，INR ＞ 1.5，患者在慢性肝病（酒精性肝病）基础上出现肝衰竭表现，呈亚急性进展。患者在此次发病前曾服用"穿山龙"治疗腰腿酸痛，再次服用中药后肝功能迅速恶化，非故意药物再刺激试验可疑阳性，在排除病毒性肝炎、自身免疫性肝病等常见病因后，考虑为药物性肝损伤可能性大。患者肝功能恶化并发意识障碍，排除急性脑卒中等病因，考虑并发肝性脑病，患者有高血压病史，入院时收缩压较基础水平下降 ≥ 30 mmHg，而血乳酸及血肌酐正常，尚不能诊断休克，但低血压状态不利于脑灌注，可能加重意识障碍程度。患者入院时腹部压痛可疑阳性，但腹腔积液多核粒细胞计数 ≤ 250×10^6/L，头状葡萄球菌为标本污染可能性大，自发性腹膜炎诊断依据不足；在治疗过程中出现腹腔积液量增多，压痛、反跳痛阳性，腹腔积液多核中性粒细胞显著升高，腹腔积液培养先后培养出肺炎克雷伯菌及耐碳青霉烯鲍曼不动杆菌（CRAB），自发性腹膜炎（spontaneous bacterial peritonitis，SBP）诊断明确。患者入院时有黄色脓性痰，血象升高，肺部 CT 显示左肺上叶炎性实变，痰培养结果为金黄色葡萄球菌及鲍曼不动杆菌，细菌性肺炎诊断明确。患者在住院期间，出现血肌酐升高，一周内超过基础水平 2 倍以上，根据急性肾损伤（acute kidney injury，AKI）KIDGO 诊断标准，为 AIK 2 期，病因分析：AKI 的发生与多黏菌素 B 的应用重合，停用后肾功能好转，药物所致可能性大。

（1）一般支持治疗：卧床休息；密切监测病情、意识状态、生命体征及肝肾功能等指标变化；注意评价气道保护能力，必要时气管插管；肠内营养支持，30 kcal/d，纠正电解质酸碱失衡；补充白蛋白治疗低蛋白血症；输入新鲜血浆补充凝血因子等。

（2）病因治疗：对患者及家属进行"戒酒"宣教；治疗简化，避免药物再次诱发肝损伤。

（3）并发症治疗：①肝性脑病：控制感染，去除诱因，补充支链氨基酸，保持排便通畅，调整肠道微生态。②控制感染：患者入院时明确存在肺部感染，因患者 3 个月内有住院史及广谱抗生素应用史，因此经验性选择头孢哌酮舒巴坦抗感染治疗覆盖常见院内获得性革兰氏阴性杆菌，痰培养结果回报为金黄色葡萄球菌，加用万古霉素，血象逐渐下降，抗感染有效；停用抗生素后出现发热及血象升高，腹腔积液白细胞计数增多，给予利奈唑胺及哌拉西林他唑巴坦抗感染效果欠佳，根据培养及药敏结果联合多黏菌素及替加环素治疗 CRAB。③ AKI：监测血压，维持 MBP ≥ 75 mmHg，补充白蛋白维持肾脏灌注，停用可能导致肾损伤的药物，维持水、电解质酸碱稳态。

【转归及随访】

经治疗患者意识转清，食欲逐渐改善，肝肾功能及凝血功能明显好转，临床治愈出院。出院时查体：神志清楚，精神可，皮肤及巩膜无黄染，周身无水肿，双肺呼吸音清，无干湿啰音，心律齐，未闻及病理性杂音，腹软，无压痛及反跳痛，腹围 77 cm，移动性浊音阴性，肠鸣音 2～3 次 / 分，右侧肢体肌力Ⅳ级，左上肢肌力Ⅲ级，左下肢肌力Ⅳ级，巴宾斯基征左侧阳性，右侧阴性，踝阵挛阴性。肝肾功能及凝血功能恢复正常。

病例分析

患者有长期大量饮酒史，但在此次发病前无失代偿肝硬化的临床表现，尽管存在腹腔积液及门脉高压，CT 及超声等影像不支持肝硬化诊断。慢加急性肝衰竭患者的结局与基础肝病损伤程度密切相关，在失代偿肝硬化基础上发生的急性肝衰竭预后很差，应优先考虑肝移植。而酒精性肝病（没有肝硬化）基础上发生的急性肝衰竭，如果诱发因素可能祛除，结合戒酒等治疗，肝功能有望改善，可避免肝移植。临床上常用终末期肝病（model for end-stage liver disease，MELD）评分对肝病患者预后进行评价，需要注意的是，评分所使用的血清肌酐、胆红素、INR 等指标容易受非肝病因素的影响，这将直接影响真实的肝病病情判断。本病例中患者在胆红素及凝血功能好转的情况下出现急性肾损伤，显然不能归结为肝功能恶化。

对于药物性肝损伤，临床上缺乏特异性的诊断标志物，推荐使用 RUCAM 因果分析评估方案协助诊断。根据 2015 年我国的药物性肝损伤诊治指南，该患者诊断为药物性肝损伤，肝细胞损伤型，亚急性，RUCAM 8 分（很可能），严重程度 4 级。治疗上，采取的策略是停用可疑药物及内科综合治疗，必要时可考虑肝移植。

研究显示 CRAB 感染致自发性腹膜炎呈增多趋势。地坛医院 2019 年 972 例腹腔积液标本中 12 例培养结果为鲍曼不动杆菌，其中 CRAB 7 例（71%）。鲍曼不动杆菌可以通过血流及淋巴管途径导致腹腔感染；但绝大多数通过侵入性操作由皮肤或者肠道直接引起腹腔感染；尤其是在腹腔置管、器官移植、腹膜透析等患者中更容易出现。临床上可出现腹部局部体征、腹腔积液白细胞数增多，通常全身感染中毒症状较轻，也可导致胆道感染、腹腔脓肿、胰腺炎、肝脓肿等。治疗上通过引流去除感染源是控制感染的基石；抗菌治疗推荐联合方案，临床上多以多黏菌素和（或）替加环素为基础的联合治疗方案，联合的药物可根据药敏结果选择磷霉素、氨基糖苷类、复方磺胺甲噁唑（SMZco）、四环素类。

本例患者 AKI 发生和多黏菌素 B 使用从时间上具有相关性，

符合该药物已知的不良反应，其他药物如替加环素的相关性较低，也不能用疾病进展来解释，因此，该患者 AKI 的发生与多黏菌素 B 的关联性评价为"很可能"。多黏菌素 B 的肾毒性发生率为 12.7%～60%，发生于用药后 1～16 天，肌酐清除率达峰时间 7～10 天，以急性肾小管坏死多见。机制与多黏菌素 B 在近曲小管上皮细胞重吸收造成的氧化应激有关。危险因素包括：高龄、女性、低血压、容量不足、贫血、体重指数 > 25 kg/m^2、剂量 ≥ 150 mg、合用肾毒性药物、糖尿病、慢性肾病、癌症等。多黏菌素 B 造成的肾损伤多为轻中度、可逆，需要肾脏替代治疗的患者低于 20%，当使用多黏菌素 B 监测到肾毒性损害时，应及时停用，积极采取支持治疗，包括水化、利尿、监测电解质平衡、营养支持等。停药后，多数患者肾功能在 14 天内恢复，慢性肾病患者恢复时间的中位数为 2 个月。

📋 病例点评

本病例的难点在于早期评估及病因分析。对重症患者进行病情评估至关重要，直接影响医生对治疗决策的选择及结局的预判。应根据患者的临床资料进行综合判断，不能局限于单一指标。药物性肝损伤需首先排除其他病因，RUCAM 因果分析评估有助于协助诊断。鲍曼不动杆菌通过置管逆行导致腹腔感染值得关注，通过注意环境及手卫生，及时更换导管等措施可能减少感染的发生率。对于腹腔感染，腹部体征的变化可能先于实验室检测结果的变化，应关注临床物理检查。在应用多黏菌素 B 时应密切监测肾功能，尤其是对于既往存在 AKI 病史或慢性肾病的患者。

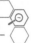

【参考文献】

1. 中华医学会肝病学分会药物性肝病学组 . 药物性肝损伤诊治指南 . 临床肝胆病杂志, 2015, 31（11）: 1752-1769.

2. 中国碳青霉烯耐药肠杆菌科细菌感染诊治与防控专家共识编写组, 中国医药教育协会感染疾病专业委员会, 中华医学会细菌感染与耐药防控专业委员会 . 中国碳青霉烯耐药肠杆菌科细菌感染诊治与防控专家共识 . 中华医学杂志, 2021, 101（36）: 2850-2860.

3. ZAVASCKI A P, NATION R L. Nephrotoxicity of polymyxins is there any difference between colistimethate and polymyxin B? Antimicrob Agents Chemother, 2017, 61（3）: e02319.

4. GOMES E C, FALCI D R, BERGO R, et al. Impact of polymyxin-B associated acute kidney injury in 1-year mortality and renal function recovery. Int J Antimicrob Agents, 2018, 52（1）: 86-89.

（蒲琳　整理）

病例 23
皮肤炭疽继发炭疽败血症 1 例

病历摘要

【基本信息】

患者，男性，46岁，内蒙古籍，牧民，主因"右上肢肿胀伴创面形成11天"，以"皮肤感染"收入院。

现病史：患者11天前上山打草时自觉右上臂被毒虫咬伤，随即发现右上臂皮肤可见3个指甲大小红肿包块，疼痛伴瘙痒，无发热，后逐渐出现皮肤水疱及破溃，右上肢迅速出现肿胀，于当地医院就诊，给予抗感染治疗（具体不详），效果不佳。6天前就诊于内蒙古赤峰某医院，给予头孢类抗生素抗感染，行右上臂切开减张术，局部负压封闭引流，术后患者出现发热38.6℃，局部肿胀缓解不明显。1天前转诊至北京某医院治疗，感右上肢疼痛明显加重，查体见右上肢重度肿胀，内侧及外侧自肘关节至腕关节可见减张伤口，手背可见两处减张伤口，切口创面渗血及渗液，余皮肤组织可见大片水疱、部分破溃，给予右上肢换药，止血纱布填塞，给予抗感染，输注红细胞、血浆和白蛋白等治疗。送检血及局部分泌物，结果炭疽核酸阳性。以"炭疽"转入我院。

流行病学史：内蒙古牧民。否认传染病患者密切接触史，近期无牲畜炭疽或不明原因死亡。

既往史：平素健康状况良好，高血压病史 5 年余，血压最高 220/110 mmHg，未服用降压药。否认食物、药物过敏史和外伤史。

【体格检查】

体温 39.8℃，脉搏 120 次 / 分，呼吸 32 次 / 分，血压 88/60 mmHg，SpO_2 94%（未吸氧）。平车推入病房，嗜睡，呼唤睁眼，痛苦呻吟，交流困难，查体欠合作，格拉斯哥昏迷评分 11 分。贫血面容，皮肤无黄染及皮疹。头面部和颈部未见异常。胸廓无畸形，呼吸运动对称，双肺叩诊呈清音，咽喉部闻及痰鸣音，双肺呼吸音清，未闻及干湿啰音。心率 120 次 / 分，心律齐，各瓣膜听诊区未闻及病理性杂音。腹部平软，全腹无压痛及反跳痛，肝、脾、胆囊未触及，墨菲征阴性，移动性浊音阴性。右上肢软组织红肿，外侧和内侧可见斜行长约 40 厘米、30 厘米切口各 1 个，渗血渗液较重，敷料浸透，揭开敷料见部分皮肤呈黑色焦痂样病变，减张伤口内组织暗淡，周围皮肤肿胀，局部组织缺失，部分肌肉组织黑色坏死组织附着，不易清理，伤口深达肌层，局部可见骨质暴露，可触及桡动脉搏动（图 23-1）。双下肢重度可凹性水肿，左上肢及双下肢肢体肌力及肌张力正常，肢端皮温尚可，毛细血管再充盈时间 3 秒。生理反射正常引出，双侧巴宾斯基征阴性。

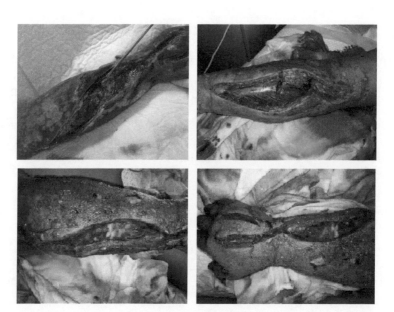

图 23-1 右上肢皮肤炭疽及减张切开伤口

【辅助检查】

血常规：WBC 24.43×10^9/L，NE% 17.42×10^9/L，LY% 19.74%，RBC 1.05×10^{12}/L，Hb 32.20 g/L，PLT 64.00×10^9/L。

PCT 0.33 ng/mL，CRP 7.00 mg/L。

血生化：K^+ 3.73 mmol/L，Na^+ 140.50 mmol/L，Ca^{2+} 1.75 mmol/L，Cr 76.00 μmol/L，GLU 7.32 mmol/L，Lac 1.32 mmol/L。ALT 56.5 U/L，AST 47.4 U/L，DBIL 9.7 μmol/L，TBIL 14.9 μmol/L，ALB 28.3 g/L。

凝血功能：PTA 69.00%，Fb 127.00 mg/dL，FDP 13.52 μg/mL，D- 二聚体 4.64 mg/L。

超声检查：腹腔积液，右侧胸腔积液。心脏各腔室正常，室壁厚度及运动未见异常，左室射血分数 60%，左室舒张功能减低。

床旁胸片：右下肺及左肺肺炎。

【诊断】

皮肤炭疽，炭疽败血症，脓毒症休克。

【诊疗经过】

（1）一般处置：①入住 ICU 进行加强监护治疗。②负压隔离病房，加强环境消毒和防护。

（2）脓毒症休克救治：皮肤炭疽明确，入院时存在脓毒症休克和意识障碍，考虑存在炭疽败血症，按照脓毒症休克原则，立即开始复苏抢救。

①抗感染和伤口处理：患者手术创面较大，合并多种细菌感染可能性大，给予美罗培南、利奈唑胺联合甲磺酸左氧氟沙星抗感染，覆盖可能致病菌。局部伤口每日过氧化氢清洗 3 次、清理坏死组织，根据渗出情况及时换药。

②循环支持：置入颈内静脉导管，监测中心静脉压，指导血流动力学治疗。给予容量复苏，考虑伤口体液大量丢失、低蛋白血症和重度贫血，在补充晶体液同时，积极给予白蛋白、血浆和输注红细胞，改善组织灌注和氧供给。

（3）意识障碍处置：①评估患者气道保护能力下降，行气管插管和呼吸机支持，镇静镇痛减轻患者痛苦，对患者意识状态及镇静程度进行评估。②行腰椎穿刺，测颅内压 310 mmH$_2$O，给予甘露醇 0.25 g/kg、每 6 小时一次静脉滴注降颅压。

（4）其他支持治疗：输注红细胞纠正重度贫血，血红蛋白目标维持在 80 ～ 100 g/L。加强营养支持，预防深静脉血栓和呼吸机相关肺炎。

【转归及随访】

入住 ICU 后第 5 天，患者循环稳定，体温、感染炎症指标逐步下降，伤口渗出逐渐减少，颅内压降至 170 mmH$_2$O。反复检查脑脊液常规和病原学检查，无中枢系统细菌感染证据，考虑为脓毒症相关脑损害，减少甘露醇渗透治疗频次。第 8 天神志逐渐恢复，第 10 天神志转清，拔除气管插管，抗生素降阶梯为头孢哌酮舒巴坦和多西环素治疗。第 14 天评估病情稳定，转至感染内科继续治疗。住院 47 天，伤口局部瘢痕愈合，康复出院。

病例分析

　　患者为内蒙古牧民，有明确外伤史，结合临床表现及化验检查，同时伤口分泌物及血液中炭疽杆菌核酸阳性，明确诊断为皮肤炭疽。由于疾病早期未能明确诊断，局部大范围切开引流，病情迅速加重，血象显著升高，进展为脓毒症休克，血中炭疽杆菌核酸阳性，推测为皮肤炭疽继发炭疽败血症。患者入院时意识障碍，行腰椎穿刺提示颅内高压，头颅 CT 排除其他原因引起颅内高压，考虑存在炭疽脑膜炎的可能，但两次脑脊液检验都不支持细菌感染，故考虑脓毒症相关脑病，由于严重的内毒素和炎症因子刺激引起脑水肿。

　　严重皮肤炭疽可引起脓毒症和脓毒症休克，这是本例患者抢救治疗的核心。积极合理的降阶梯抗感染策略，结合感染灶的外科管理，是控制脓毒症的关键。脓毒症休克的容量复苏，需要考虑患者个体化状况，在容量反应性指导下合理选择复苏液体，本例患者创面大量渗出，存在重度贫血、低蛋白血症和全身水肿，在入院早期容量复苏时，适当控制晶体液输注，更加积极给予白蛋白等胶体液补充和输血，达到改善灌注和氧供给，又防止组织水肿继续加重。本例患者意识障碍，难以配合治疗，积极的气管插管和充分镇痛镇静，可以极大减轻患者痛苦，降低氧耗，对于脓毒症的治疗和反复伤口处置都具有重要意义。

皮肤炭疽可引起局部组织严重水肿和坏死，何时及何种情况下进行外科切开需要慎重考量。本例患者早期误诊，在没有得到合理抗生素治疗的情况下，进行了大面积切开清创，其合理性需要考量。

病例点评

炭疽是由炭疽杆菌感染所致一种人畜共患的急性传染病，同时炭疽杆菌芽孢也是危害巨大的生物恐怖武器。在我国主要见于畜牧业和肉类加工人群，以及少数误食病畜肉的人员，主要表现为皮肤炭疽、肠炭疽和肺炭疽，如果未得到早期诊断及合理治疗，可继发炭疽败血症、炭疽脑膜炎等。生物恐怖分子利用炭疽芽孢杆菌的特点，制作炭疽芽孢粉末，可以在短时期内引起大量肺炭疽病例，病死率极高。如果早期就医和早期诊断，皮肤炭疽的治疗并不复杂，延误诊治则导致重症甚至死亡。炭疽是乙类传染病，而肺炭疽需要按甲类管理，消灭炭疽芽孢较为困难，医疗机构要做好医院感染预防措施。

【参考文献】

1. 张恩民，张慧娟，贺金荣，等 . 2017—2019 年我国炭疽流行特征及炭疽芽胞杆菌分子分型分析 . 中华预防医学杂志，2022，56（4）：422-426.

2. SWEENEY D A, HICKS C W, CUI X, et al. Anthrax infection. Am J Respir Crit Care Med, 2011, 184（12）：1333-1341.

3. ZHAO C, ZHANG Q, ZHANG Y. Surgical treatment of cutaneous anthrax. Rev Soc Bras Med Trop, 2019, 53：e20190062.

4. EVANS L, RHODES A, ALHAZZANI W, et al. Surviving sepsis campaign：international guidelines for management of sepsis and septic shock 2021. Crit Care Med，2021，49（11）：e1063-e1143.

（李传胜　整理）

病例 24
重症破伤风 1 例

病历摘要

【基本信息】

患者，男性，45岁，主因"左足外伤8天，张口困难2天"入院。

现病史：患者8天前处理垃圾时左足被锈钉扎伤，自行将锈钉拔出后，未进一步处理。3天前局部出现肿胀、疼痛，予以局部酒精消毒处理。2天前患者感到张口困难，咀嚼不利，仍能进食流食，于当地医院就诊，查头部CT未见异常。后就诊于上级医院，考虑为"破伤风"，予以抗感染治疗（具体不详），未注射破伤风抗毒素及免疫球蛋白，此后症状加重，收入我科。

流行病学史：否认经常外出就餐，否认输血及血制品运用史，否认传染病密切接触史，预防接种史不详。

既往史：否认高血压、糖尿病等病史，否认手术史。否认食物药物过敏史。

【体格检查】

体温 36.4℃，脉搏 110 次 / 分，呼吸 16 次 / 分，血压 130/71 mmHg。神志清楚，精神弱，苦笑面容，颈部僵硬，张口半横指。双肺呼吸音粗，未闻及干湿性啰音。心律齐，各瓣膜区未闻及杂音。腹肌张力高，肠鸣音 3 次 / 分。左侧足底前端可见伤口，红肿、压痛阳性。生理反射存在，病理征阴性。

【诊断】

破伤风（重症），左足外伤，肌肉损伤，肺部感染，低钙血症，高钠血症，高氯血症，急性肾损伤。

【辅助检查】

炎症指标变化如表 24-1 所示，入院时血象、PCT 及 CRP 正常，中性粒细胞比例偏高；入院第 11 天血白细胞及 PCT 升高明显。

表 24-1　炎症指标变化

采样日期	WBC（×10⁹/L）	NE%	PCT（ng/mL）	CRP（mg/L）
第 1 天	7.44	79.21	0.11	2.20
第 2 天	10.78	86.44	0.22	124.00
第 3 天	13.18	84.21	0.24	126.00
第 5 天	9.10	87.34	0.12	17.70
第 11 天	17.94	85.44	9.80	0.44
第 25 天	12.61	92.91	1.60	92.50
第 36 天	4.63	71.14	< 0.05	11.80

生化指标变化如表 24-2 所示，病程中 Cr 升高约为基础水平的 1.5 倍；CK、MYO 显著增高；使用硫酸镁解痉治疗，血镁维持在 2 ～ 4 mmol/L，但出现血钙下降。

表 24-2 生化指标变化

采样日期	Cr（μmol/L）	MYO（ng/mL）	CK（U/L）	CK-MB（U/L）	Ca²⁺（mmol/L）	Mg²⁺（mmol/L）
第 1 天	70.20	50.80	158.90	17.70	2.21	1.00
第 2 天	75.80	> 1200.00	560.28	4.60	1.83	2.30
第 3 天	102.90	388.10	450.21	8.09	1.51	2.70
第 5 天	77.60	189.10	330.02	7.09	1.87	2.94
第 11 天	119.80	980.70	450.08	7.30	1.67	3.08
第 25 天	61.40	68.00	54.09	0.70	1.64	2.57
第 36 天	57.60	25.80	34.08	0.80	2.17	0.96

【诊疗经过】

入院后结合其外伤病史及其临床表现，Ablett 分级Ⅳ级，诊断为破伤风（重症）。入院后治疗：①予以破伤风免疫球蛋白 3000 U 多点注射中和游离毒素。②伤口局部彻底清创、消毒。③奥硝唑（0.5 g q12h）抗感染。④持续经静脉滴注硫酸镁，维持血镁浓度在 2 ～ 4 mmol/L，同时在治疗过程中观察呼吸及腱反射情况。⑤避免声光刺激。⑥早期营养支持，补足热卡及蛋白。⑦适当补液及碱化尿液，防止肌肉损伤后继发出现急性肾功能不全。⑧应用低分子肝素预防深静脉血栓形成。

入院第 2 天，患者出现频发的角弓反张样抽搐，伴呼吸困难，心电监护：心率 110 次 / 分，呼吸 35 ～ 45 次 / 分，血压 120/70 mmHg，SpO₂ 98%，为预防窒息，予以镇静、肌松下行气管插管、有创机械通气。

入院第 3 天患者出现发热，体温最高 38.5℃，肺部听诊可闻及痰鸣音，化验血炎症指标升高，考虑继发吸入性肺炎，加用头孢他啶抗感染治疗，并留下呼吸道分泌物标本送检细菌学检查。化验肌红蛋白水平较前明显升高，尿常规提示尿潜血及尿蛋白阳性，肾功能检查肌酐水平较入院时升高约 31 μmol/L，已符合 AKI 1 期诊断，分析出现以上结果的原因与抽搐后肌肉损伤有关，予以补液水化、碱化尿液等治疗。入院第 5 天患者体温、血炎症指标较前下降，此前，痰培养结果为肺炎克雷伯肺炎亚种，对头孢他啶敏感，评估抗感染治疗有效，继续目前抗感染治疗。入院第 11 天患者再次出现发热，监测血炎症指标较前升高，胸部 CT 可见片状渗出影，痰涂片可见革兰氏阳性球菌，后培养结果为甲氧西林敏感的金黄色葡萄球菌，对苯唑西林敏感，将头孢他啶调整为头孢哌酮舒巴坦抗感染治疗；同时预计患者短期内难以脱机拔管，予以气管切开加强气道内痰液引流。

入院第 25 天患者停用肌松剂后未再抽搐，但仍有肌肉张力高，伴心率增快、多汗等交感神经兴奋表现，加用酒石酸美托洛尔处理，此后逐步停用镇静剂，观察神志及肌肉张力变化。

入院第 28 天，患者无抽搐发作，腹肌紧张较前好转，神志清楚，自主呼吸可，停止机械通气改为人工鼻吸氧。入院 40 天患者好转出院并开始肢体康复治疗。

【转归及随访】

出院时患者神志清楚，无不适，张口四横指，四肢肌张力较前降低，四肢肌力恢复，肌力 V 级。

病例分析

破伤风是破伤风梭状芽孢杆菌经由体表皮肤或黏膜破损处入侵人体，在缺氧环境下繁殖所引起的。破伤风杆菌产生的破伤风痉挛毒素通过外周神经的轴索逆行至脊髓和脑干的 α 运动神经元细胞，导致其过量且不受控制地释放兴奋性神经冲动，引起广泛的肌肉强直和痉挛；破伤风痉挛毒素也到达交感神经、脊髓后角的节前交感神经神经元和副交感神经中心，引起自主神经功能失调；还可累及Medullary centres 和下丘脑中枢，引起心肌功能障碍及冲动传导失调。其典型临床表现为张口及吞咽困难、阵发性四肢肌肉抽搐等，亦有自主神经功能紊乱及自律性不稳定，如心律不齐、大汗淋漓、血压波动大、过度通气、代谢亢进等表现。临床上常采用 Ablett 分级评估破伤风严重程度，Ⅲ 或 Ⅳ 级被定义为重症破伤风。本例患者较典型，为中年男性，急性起病，发病前存在外伤史，未处理伤口；以张口困难起病；查体四肢肌张力高；后期病程中全身性痉挛状态，伴呼吸困难、窦性心动过速、多汗等表现，诊断重症破伤风（Albett 分级Ⅳ级）。

破伤风患者死因中呼吸道并发症居首位，其中喉痉挛、呼吸衰竭、肺部感染是最主要的死因。患者病程早期出现角弓反张样抽搐，如不及时处理可能因咽喉肌、呼吸肌痉挛导致窒息，且严重破伤风患者常合并心血管系统不稳定，在此情况下甚至可诱发心搏骤停，因此需要果断予以镇静联合肌松剂迅速控制肌肉痉挛，并立即气管插管进行机械通气避免严重低氧发生。患者的肌肉强直、痉挛发作及解痉、镇静、肌松治疗均会影响气道保护及廓清能力，继发感染很难避免，早期气管切开、定期气管镜下吸痰、肺部物理治疗及抗生素的合理使用是控制肺部感染的关键。病程的第 3～4 周，患者抽搐表现消失，肌肉强直情况好转后，逐渐减停镇静肌松药物，开始康复锻炼并逐步脱机、去除人工气道。此外，自主神经功能紊乱导致的循环系统障碍也应密切关注，镇静、β 受体阻滞剂和硫酸镁对控制症状有一定作用，但均需要在监护下使用，过度抑制也可导致死亡率增加。本例患者还并发了急性肾损伤，考虑与早期频繁肌肉抽搐出现的肌肉损伤相关，自主神经功能紊乱所致大汗，也可导致容量不足，除控制抽搐外，予以充分的水化及碱化尿液等治疗后患者肾功能恢复，肌酸激酶、肌红蛋白等指标恢复正常。

破伤风患者由于反复肌肉痉挛收缩，消耗大量能量，同时营养摄入不足更易导致感染和脏器功能衰竭。早期留置空肠营养管能绕过胃腔，大大减少胃反流误吸的风险并给予足量的营养支持。该患者插管后予以胃肠营养支持，后期未见肌肉萎缩等表现。

病例点评

破伤风病例在我们临床救治过程中偶尔可以遇见，在非专科医院最初常会被误诊为神经系统或其他系统疾病。其在我国的确切发病率尚无明确统计。因目前国内绝大多数医院尚未开展破伤风梭菌培养或 PCR 检测，其诊断主要依赖于外伤史和典型的临床表现。在世界各地，破伤风患者因当地医疗水平的不同而出现差异很大的死亡率，常见的死亡原因主要是窒息和继发感染。对于重症破伤风患者，ICU 重症支持及专业护理在减少并发症、降低死亡率中起到了非常重要的作用，包括：①确保气道开放，避免痉挛发作时窒息；②呼吸支持，维持有效肺通气和氧合；③在镇静、肌松治疗的情况下定时进行肺部物理治疗和气管镜下吸痰控制继发感染；④恢复期尽早开始肢体及呼吸功能康复锻炼，缩短机械通气时间，改善生存质量；⑤循环及心功能监护及支持，尤其是对突然出现的低血压、心动过缓的处理；⑥容量管理及急性肾损伤的防治；⑦营养支持及维持水、电解质、酸碱平衡等。

【参考文献】

1. NÓBREGA M V，REIS R C，AG UIA R I C，et al. Patients with severe accidental tetanus admitted to an intensive care unit in Northeastern Brazil：clinical-epidemiological profile and risk factors for mortality. Braz J Infect Dis，2016，20（5）：457-460.

2. 王文静，谭文君，张晓刚，等 . 外科 ICU 诊治的 6 例成人重症破伤风患者临床特点和治疗经验 . 西安交通大学学报（医学版），2020，41（5）：742-746.

3. YEN L M，T H WAITES C L. Tetanus. Lancet，2019，393（10181）：1657-1658.

4. NAKAJIMA M，ASO S，MATSUI H，et al. Clinical features and outcomes of tetanus：analysis using a national inpatient database in Japan. J Critical Care，2018，44：388-391.

（刘玉凤　整理）

病例 25
肺鼠疫合并多器官衰竭 1 例

病历摘要

【基本信息】

患者，男性，43 岁，内蒙古牧民。主因"发热、咳嗽 18 天，加重伴呼吸困难 8 天"以肺部感染和呼吸衰竭于 2019 年 11 月 12 日收入 ICU。

现病史：患者 18 天前受凉劳累后出现寒战、发热，体温最高 39.5℃，伴咳嗽、咳白痰，偶有痰中带血丝，进而出现胸闷、憋气，全身乏力和肌肉酸痛，在当地旗医院给予头孢类抗生素治疗 2 天，病情快速加重。16 天前转至当地某三级医院 ICU 救治，化验血常规 WBC 19.14×10^9/L、NE% 89.5%，PCT 7.51 ng/mL，痰涂片可见大量革兰氏阳性球菌，BNP 1339 pg/mL，胸 CT 示双肺渗出实变影，诊断为肺部感染，给予头孢类抗生素治疗，发现以胸部及四肢为主的全身散在红色风团样皮疹，复查血常规 WBC 继续升高，发热未改善，咳嗽、咳痰和呼吸衰竭加重。12 天前陪护患者的妻子出现发热和咳嗽，症状类似其丈夫，当地医院考虑传染病可能，将患者及妻子转运至当地某传染病医院，未明确诊断，患者病情继续加重。8 天前患者就诊于北京某三级医院 RICU 诊治，仍发热、咳嗽和呼吸困难，全身散在红色皮疹，双下肺呼吸音减弱，左肺可闻及湿啰音，左肺叩诊呈实音，左侧中腹部压痛阳性，急查胸部 CT 提示双肺多发炎性病变、心包少量积液、双侧胸腔积液，血气分析（FiO_2 0.3）提示 pH 7.51、PaO_2 75 mmHg。诊断为不明原因肺炎、重症肺炎，给予美罗培南、利奈唑胺和左氧氟沙星抗感染，间断俯卧位和体位引流，交替给予无创呼吸机和经鼻高流量吸氧（氧浓度 0.35），SpO_2 维持在 95% 左右。患者仍有发热，体温波动于 38.8 ～ 39.6℃。1 天前痰液标本宏基因测序发现鼠疫耶尔森菌序列，鼠疫 F1 抗原阳性，考虑肺鼠疫，转入我院 ICU。

流行病学史：患者为牧民，居住在内蒙古苏尼特左旗，当地是鼠疫自然疫源地。居住房屋位于草原牧场，周围鼠类活动较往年明显增强。患者发病第 6 天，其妻出现类似症状，痰液鼠疫耶尔森菌 PCR 检测阳性，考虑肺鼠疫。否认直接接触鼠类和其他野生动物。

既往史：高血压病史约 2 年，未系统诊疗。否认冠心病、糖尿病病史。否认其他传染病病史，无食物、药物过敏史和手术外伤史。

【体格检查】

体温 38℃，脉搏 118 次 / 分，呼吸 35 次 / 分，血压 101/59 mmHg。储氧面罩吸氧，氧流量 10 L/min，SpO_2 波动在 95% 左右。神志清楚，精神弱，情绪紧张，查体合作。周身皮肤潮红，压之褪色，皮肤巩膜无黄染，未见皮疹、淤点和淤斑。全身浅表淋巴结未触及肿大。

双侧瞳孔等大等圆，直径 2 mm，双侧瞳孔对光反射灵敏。口唇无皲裂和疱疹，牙齿无脱落，牙龈无出血。心率 118 次 / 分，心律齐，各瓣膜听诊区未闻及病理性杂音。呼吸急促，双肺叩诊呈浊音，双肺呼吸音粗，可闻及双肺散在干湿啰音，未闻及胸膜摩擦音。腹部平坦，肝、脾、胆囊未触及，移动性浊音阴性。双下肢无水肿，肌张力正常。双侧巴宾斯基征阴性。

【辅助检查】

入院实验室检查：①血常规：WBC 17.59×10^9/L、NE% 83.5%，Hb 100 g/L，PLT 411×10^9/L。②炎症标志物：PCT 0.19 ng/mL，CRP 142 mg/L。③动脉血气分析（吸氧浓度 50%）：pH 7.399，$PaCO_2$ 40 mmHg，PaO_2 78 mmHg，HCO_3^- 24.9 mmHg，BE 0.1 mmHg；PaO_2/FiO_2 156 mmHg。④肝功能：ALT 109 U/L，AST 61 U/L，DBIL 6.6 μmol/L，ALB 28.5 g/L，TBIL 12.9 μmol/L。⑤鼠疫病原学：血、痰 PCR 检测鼠疫耶尔森菌核酸阳性；血、痰鼠疫 F1 抗原阳性；血、痰鼠疫 F1 抗体弱阳性。

胸部影像改变（病程第 8 天）：多叶多段磨玻璃样和大片实变影，以左肺为著，双侧胸腔积液，心包少量积液（图 25-1）。

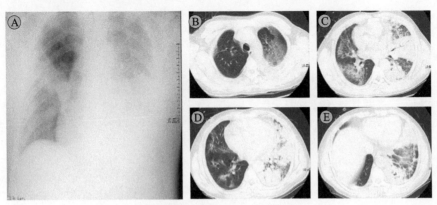

A. 胸部正位 X 线片；B ～ E. 胸部 CT。

图 25-1　肺鼠疫患者病程第 8 天胸部影像改变

【诊断】

肺鼠疫，继发细菌和真菌性肺炎，急性 Ⅰ 型呼吸衰竭，脓毒症休克，DIC，脑梗死，急性肾损伤。

【诊疗经过】

1. 一般支持和管理

严格按照甲型传染病进行管理：收入负压隔离 ICU 病房，加强消毒和加强防护，密切监测生命体征和重要脏器功能。

2. 抗感染治疗

（1）针对鼠疫耶尔森菌治疗：链霉素联合环丙沙星抗感染，3 天后因使用链霉素过程中出现皮疹，停用链霉素，改为庆大霉素联合环丙沙星治疗，1 周后体温明显下降，波动在 36.2 ～ 37.4℃，治疗至21 天。

（2）真菌性肺炎：患者 GM 试验阳性，给予伏立康唑治疗，疗程 8 周。

（3）细菌性肺炎：患者肺部影像和呼吸功能持续不改善，反复气道分泌物宏基因测序发现鲍曼不动杆菌，给予头孢哌酮舒巴坦联合替加环素治疗。

（4）血流感染：患者入院后 2 周突然高热和休克，血培养为鲍曼不动杆菌，考虑血流感染和感染性心内膜炎，给予多黏菌素、舒巴坦、美罗培南和替加环素抗感染，3 周后感染改善，停用美罗培南和舒巴坦，4 周后停用多黏菌素和替加环素。

3. 多器官支持

患者在救治过程先后出现多种并发症，包括呼吸衰竭、脓毒症休克、脑梗死和急性肾损伤等多器官功能障碍，按照相应规范进行了针对性治疗。

（1）呼吸支持：入院时存在中度ARDS，给予经鼻高流量湿化氧疗，氧合状况尚可维持，但患者呼吸窘迫和呼吸疲劳明显，1周后联合无创正压通气。发生血流感染后氧合功能下降，给予气管插管和有创呼吸机辅助通气，气道分泌物多，机械通气1周后行气管切开，经过2周呼吸机支持，呼吸功能逐渐改善并成功脱机。

（2）循环支持：患者在发生鲍曼不动杆菌血流感染后，发生脓毒症休克和心肌损害，可疑感染性心内膜炎，按照脓毒症休克进行容量管理和血管活性药物支持，休克得到纠正，心功能恢复。

（3）脑梗死：在机械通气过程中，发现患者神志异常，行头颅CT检查，发现左侧小脑半球、右侧顶枕叶多发低密度灶，考虑血流感染引起多发脑梗死。积极抗感染和降颅压，低分子肝素抗凝，患者神志改善，未出现神经系统后遗症。

（4）急性肾损伤：脓毒症休克后出现AKI 3期，给予CRRT，1周后肾功能好转，停止血液净化，2周后肾功能恢复正常。

病例分析

鼠疫是由鼠疫耶尔森菌引起的一种烈性传染病，属于甲类法定传染病。我国西北、西南和东北多个地区存在鼠疫自然疫源地，啮齿类动物是鼠疫的主要传染源。人类感染鼠疫耶尔森菌主要通过鼠蚤叮咬、直接接触啮齿类及其他野生动物而感染，肺鼠疫患者则主要通过呼吸道传播而引起人间鼠疫流行。鼠疫潜伏期一般为1～6天，多为2～3天，个别病例可达8～9天。临床分型包括腺鼠疫、肺鼠疫和败血型鼠疫，以及其他较少见的临床类型，包括皮肤鼠疫、眼鼠疫、肠鼠疫和脑膜炎型鼠疫等。鼠疫耶尔森菌具有高

笔记

度传染性和致病性，如不能得到及时诊断和治疗，病死率极高。

本例患者的明确诊断明显偏晚。根据流行病学史和临床表现，结合实验室进行分泌物培养、鼠疫 F1 抗原检测和 PCR 检测，典型鼠疫病例的诊断并不困难。误诊的主要原因在于对流行病学史的重视不够，绝大部分医生没有鼠疫病例的诊疗经验。此外，本例患者的临床表现也比较特殊，一般人间鼠疫的首发病例都表现为腺鼠疫或败血症鼠疫，随后继发肺鼠疫，而本例患者以突出的肺部症状起病，可能也影响了医生的判断。至今，我们也未能合理解释本患者鼠疫耶尔森菌入侵的途径和方式。

本病例提供了一个肺鼠疫患者病情演变的全貌。尽管鼠疫是一个古老的疾病，但由于鼠疫病例多发生在偏远地区，肺鼠疫患者往往发病后 2～3 天即死亡，鲜有患者进入现代化医院救治，因此，我们对于肺鼠疫的演变规律知之甚少。本例患者发病早期表现为严重的感染中毒症状，迅速出现咳嗽、呼吸急促、咳痰和咯血，出现呼吸衰竭，胸部 X 线表现为支气管肺炎和大片实变。本例患者在病程第 3～4 周，肺部实变的区域出现空洞。此外，肺鼠疫容易继发鼠疫耶尔森菌败血症，引起全身血管内皮损伤和其他器官潜伏感染灶，尤其是脑和肠等器官。这些表现符合肺鼠疫的急性出血坏死性炎症的基本特点，也提示我们肺鼠疫的肺部炎症和实变的消散比较缓慢，治疗周期较长。

抗感染是治疗鼠疫的关键，本例患者的抗感染治疗也值得探讨。本例患者虽然未能得到早期诊断，而抗生素的使用较为积极，但未能明显阻断病情发展。尽管在理论上和体外药物敏感性试验显示，三代头孢菌素类抗生素对鼠疫耶尔森菌敏感，但临床治疗评价数据不足。本例患者早期应用头孢菌素可能在一定程度上顿挫了病情进

笔记

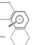

展，为患者后续治疗争取了机会，但治疗效果并不理想。确诊后使用链霉素联合环丙沙星的经典方案，治疗 1 周后患者体温正常。鼠疫耶尔森菌进入人体后迅速被巨噬细胞吞噬，而鼠疫耶尔森菌却不能被杀死，反而巨噬细胞成为鼠疫耶尔森菌繁殖的温床，不但能大量在细胞内繁殖，巨噬细胞还可以携带鼠疫耶尔森菌到达其他器官，而头孢菌素类对于细胞内菌的治疗效果不佳。因此，国内外的指南均推荐优先选择链霉素和第三代喹诺酮类抗生素治疗鼠疫。

　　本例患者的治疗并不顺利，各种后期并发症的处理成为难点。由于鼠疫耶尔森菌感染严重摧毁患者的免疫功能，肺部炎症迁延，患者发生了多器官功能障碍。加之长期抗生素治疗和有创性支持等因素，引发了多次二重感染和器官功能衰竭，成为后期诊疗的焦点。这也提示我们诊疗危重肺鼠疫患者，早期合理治疗是重点，后期要加强多器官支持和继发性医院获得性感染的预防。

📋 病例点评

　　鼠疫是给人类造成过重大危害的古老传染病，历史上的三次鼠疫全球大流行，导致了成万上亿的人类死亡。鼠疫作为一种典型的自然疫源性疾病，始终存在于自然界之中，我国多个地区存在人间鼠疫活动。目前交通愈来愈发达，鼠疫病例或携带鼠疫耶尔森菌的动物进入中心城市的风险在增加，本例肺鼠疫患者无疑给我们敲响了警钟。临床医生要加强对鼠疫诊疗知识的学习，尤其是鼠疫疫源地所在地及其周边地区的临床医生，需加强鼠疫防治意识，重视流行病学史询问，做到早怀疑、早报告、早治疗、就地治疗。

【参考文献】

1. ROSARIO-ACEVEDO R，BIRYUKOV S S，BOZUE J A，et al. Plague prevention and therapy：perspectives on current and future strategies. Biomedicines，2021，9（10）：1421.

2. YANG R. Plague：recognition，treatment，and prevention. J Clin Microbiol，2017，56（1）：e01519.

3. 金文婷，潘珏 . 鼠疫的临床诊治与预防 . 中国临床医学，2019，26（6）：803-806.

4. 谢汝明，关春爽，陈步东 . 鼠疫的流行病学与临床 . 新发传染病电子杂志，2020，5（1）：43-46.

（杜春静　整理）

病例 26
重症鹦鹉热衣原体肺炎 1 例

病历摘要

【基本信息】

患者，男性，62岁，主因"头晕伴腹泻、纳差10天，发热伴咳嗽、咳痰7天，加重1天"急诊收入院。

现病史：10天前患者无明显诱因出现头晕，伴恶心，未吐，排稀便，3～4次/天，无腹痛，无食欲下降，无厌油腻，自认为"中暑"，未测体温，未治疗。7天前患者发热，最高体温达40℃，伴有畏寒，无寒战，咽痛、咳嗽，咳黄黏痰，量不多，无咯血；自觉气短，活动后加重。5天前就诊于当地医院，测体温39.9℃，胸部CT示左下肺肺炎、左侧胸腔积液；流感病毒抗原快速检测阴性；肝功能：AST 69 IU/L，ALT 35 IU/L；血常规：WBC 5.34×10^9/L，Hb 143 g/L，

PLT 80×10^9/L；动脉血气分析：pH 7.542，PaO_2 61.8 mmHg，$PaCO_2$ 28.5 mmHg。先后给予拉氧头孢、哌拉西林舒巴坦及左氧氟沙星抗感染，谷胱甘肽保肝治疗。患者仍间断发热，胸闷较前加重，复查血常规示 WBC 5.77×10^9/L，PCT 0.74 ng/mL，血沉 48 mm/h，肝功能 AST 218 IU/L、ALT 74 IU/L，NT-proBNP 2150 pg/mL，胸部 CT 提示左下肺炎症较前进展。抗生素升级为亚胺培南 0.5 g q8h，效果不佳，遂转至我院。

流行病学史：其儿子有养殖场（饲养鸽子约 200 只，均接受过疫苗接种，平素偶有 1 ～ 2 只鸽子死亡，近 1 月未发现鸽子死亡），患者常于养殖场饲养鸽子，发病前此养殖场曾购入一批新鸽子。

既往史：高血压病史 3 年，最高达 180/90 mmHg，服用复方利血平 1 片 / 日，血压波动于（150 ～ 160）/70 mmHg。

个人史：吸烟 40 年，平均 20 支 / 日，未戒烟。饮酒 40 年，每日饮酒量（乙醇）约 100 g，5 年前酒量（乙醇）降至每日约 40 g。1 年前发现肝功能异常（具体不详），在我院门诊就诊，诊断为"酒精性肝炎"，服用水飞蓟宾保肝，未戒酒。

【体格检查】

体温 37.8℃，脉搏 84 次 / 分，呼吸 30 次 / 分，SpO_2 92% ～ 95%（未吸氧），血压 159/80 mmHg，BMI 25.6 kg/m²。APACHE- Ⅱ 评分 18 分。神志清楚，急性病容，皮肤弹性正常，肝掌阴性，口唇无发绀，右下肺呼吸音粗，左下肺呼吸音低，可闻及管状呼吸音，未闻及干湿啰音及胸膜摩擦音，心律齐，各瓣膜听诊区未闻及病理性杂音，腹部平坦，无压痛、反跳痛，移动性浊音阴性，肠鸣音 2 次 / 分，双下肢无水肿，四肢肌力 Ⅴ 级，双下肢无水肿。

【辅助检查】

动脉血气分析（FiO_2 0.21）：pH 7.54，PaO_2 57 mmHg，$PaCO_2$ 29.1 mmHg，BE 3 mmol/L，Lac 0.99 mmol/L，HCO_3^- 24.9 mmol/L，SaO_2 93%，PaO_2/FiO_2 271 mmHg。动脉血气分析（经鼻高流量氧疗 FiO_2 0.35）：pH 7.55，$PaCO_2$ 31.3 mmHg，PaO_2 61 mmHg，BE 5 mmol/L，HCO_3^- 27.6 mmol/L，SaO_2 94%，PaO_2/FiO_2 174 mmHg。

PCT 0.88 ng/mL。血沉 48 mm/h。

血常规：WBC 6.25×10^9/L，NE% 89.70%，LY% 7.20%，Hb 132.00 g/L，PLT 137.00×10^9/L。

肝功能：ALT 102.2 U/L，AST 113.7 U/L，TBIL 15.5 μmol/L，TP 50.9 g/L，ALB 26.3 g/L，GLO 24.6 g/L，A/G 1.1，CHE 2548 U/L。

电解质 + 肾功能 + 血糖：Na^+ 139.6 mmol/L，K^+ 2.92 mmol/L，Ca^{2+} 1.88 mmol/L，Mg^{2+} 1.03 mmol/L，P 0.51 mmol/L，BUN 3.16 mmol/L，Cr 53.5 μmol/L，URCA 101.0 μmol/L，GLU 8.92 mmol/L。

BNP 325.70 pg/mL。

外周血 $CD4^+$ T 淋巴细胞 260 cells/μL。

病原学方面：甲、丁、戊肝炎病毒抗体及乙肝五项均为阴性。甲型和乙型流感病毒抗原和核酸阴性，新型冠状病毒核酸阴性，甲型 H7N9 禽流感病毒核酸阴性，肺炎支原体 IgM 抗体及衣原体 IgM 抗体阴性，结核感染 T 细胞 r-IFN 试验阴性。血液巨细胞病毒核酸、EB 病毒核酸定量小于检测限。肺炎支原体核酸 < 4.0×10^2 copies/mL。

血清半乳酸甘露聚糖 GM 0.18 μg/L（参考值 < 0.65 μg/L）。

痰液宏基因二代测序（mNGS）：鹦鹉热衣原体（序列数 1347）（图 26-1）。

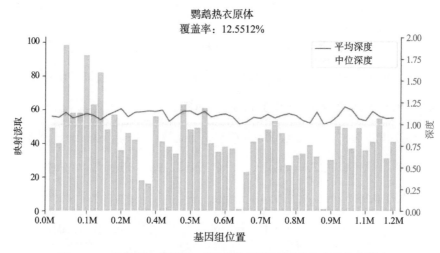

图 26-1　宏基因二代测序（鹦鹉热基因组覆盖度和检测深度）

【诊断与诊断依据】

诊断：鹦鹉热衣原体肺炎，急性低氧性呼吸衰竭，肝功能损伤。

诊断依据：老年男性，起病急，以发热伴咳嗽，咳黄脓痰，进行性呼吸困难为主要表现，早期有恶心、腹胀、排稀便等消化道症状，胸部 CT 示左下肺有大片实变（图 26-2A），考虑社区获得性肺炎诊断明确。呼吸频率 30 次 / 分，胸部正位 X 线显示病变累及双肺多叶（图 26-3），PaO_2/FiO_2 低于 250 mmHg，合并有急性低氧性呼吸衰竭，符合重症肺炎诊断标准。患者白细胞正常，淋巴细胞减少，中性粒细胞百分比升高，降钙素原正常，血沉增快，外院应用拉氧头孢等 β 内酰胺类抗生素治疗无效，考虑病毒、支原体和衣原体等非典型肺炎。结合患者有鸟类接触史，考虑鹦鹉热衣原体和禽流感等感染可能性大。经过痰液二代测序，结果证实为鹦鹉热衣原体肺炎。

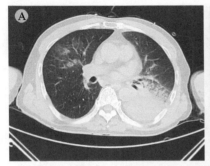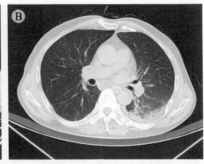

A. 入院第 3 天，双肺散在斑片及左下肺大片实变影，双侧少量胸腔积液；

B. 入院第 11 天，左下肺实变较前明显吸收。

图 26-2 胸部 CT

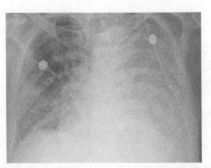

左肺透光度普遍降低，左下肺大片实变，右肺多发斑片渗出和间质性改变。

图 26-3 胸部正位 X 线片（入院第 1 天）

【诊疗经过】

（1）一般支持治疗：①卧床休息；②退热支持。

（2）病因治疗：莫西沙星 0.4 g 每日 1 次，静脉滴注；多西环素 0.1 g 每日 2 次，口服抗感染。

（3）呼吸支持和改善症状：经鼻高流量氧疗，口服氨溴索化痰和体位引流。

（4）并发症治疗：①应用还原型谷胱甘肽保肝；②纠正低蛋白血症及电解质紊乱。

（5）转归：患者入院第 4 天呼吸困难较前有所改善，痰液较前减少，停用经鼻高流量吸氧，给予鼻导管吸氧，氧流量 3 L/min，

鼓励患者床旁活动；入院第 9 天停止吸氧，复查血气分析 PaO_2
70 mmHg；入院第 11 天复查胸部 CT 示双肺炎症较前吸收、好转
（图 26-2B）。

【转归及随访】

出院时情况：患者神志清楚，精神可，无发热和咳嗽，不吸氧
时未诉胸闷，SpO_2 98%。查体：体温 36.5℃，血压 130/71 mmHg，呼
吸 16 次 / 分，脉搏 70 次 / 分，双肺呼吸音清，未闻及干湿性啰音。
心律齐，腹软，无压痛、反跳痛，双下肢无水肿。共住院 12 天。

病例分析

鹦鹉热（psittacosis）是一种由鹦鹉热衣原体引起的人畜共患传
染病，人类可通过吸入来自鸟类的尿液、粪便或其他排泄物污染的
气溶胶而感染。聚集性病例更多来自共同的禽类暴露，人与人之间
的传播比较罕见。鹦鹉热衣原体属于衣原体属，在宿主的上皮细胞
内以二分裂方式繁殖，在易感细胞的细胞质内形成包涵体。鹦鹉热
潜伏期 1 ～ 4 周，最常见的表现为非典型肺炎。

鹦鹉热衣原体肺炎占社区获得性肺炎的 1.3%。鹦鹉热肺炎临床
表现为非特异性，可表现为高热、头痛、肌痛、咳嗽等，严重者可
发展为严重肺炎，甚至进展为 ARDS。除呼吸道症状外，还会影响
其他器官系统而导致相应症状，如呕吐、腹泻、心内膜炎、心肌炎、
肝炎、关节炎、角膜炎、脑炎和眼附属器淋巴瘤，横纹肌溶解亦有
报道。

大多数患者白细胞数正常或轻度升高，以中性粒细胞比例升高
为主，可出现核左移或中毒颗粒，血沉和 CRP 通常升高，肝功能可

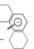

出现异常，以转氨酶升高和低蛋白血症为表现，低钠血症比较常见。该患者的化验符合以上特点。

病例诊断主要依靠病原学培养、血清学试验或聚合酶链式反应（polymerase chain reaction，PCR），但存在检出率低、培养时间长的问题，PCR 仅在发病急性期较为敏感。mNGS 是一种新的精准医学检测技术，对少见感染、特殊病原体、复杂病原体的检出具有优势，可为不明原因肺炎的感染诊断提供参考依据，弥补传统病原学方法的不足。

鹦鹉热衣原体肺炎胸部影像学表现不具有特异性，常见表现为：①病变累及单侧肺叶居多，病情加重可累及双侧肺叶；②实变影呈自肺门向外放射的扇形，或胸膜下楔形斑片影，其内可见支气管充气征，部分病变区域为实变结节与磨玻璃影；③可见单侧或双侧胸腔少量积液；④治疗后肺部实变影逐渐吸收甚至消失，部分遗留少许纤维条索影。

鹦鹉热衣原体无细胞壁，对作用于细胞壁的 β 内酰胺类抗生素无效，首选细胞内活性高的四环素类药物，抗生素至少连用 10 天。也可选用大环内酯类、呼吸喹诺酮类等抗生素，儿童常首选大环内酯，但该药耐药率增加。患者外院曾应用左氧氟沙星，呼吸困难和胸部 CT 提示进展，为了避免肺炎继续加重和耐药的发生，我们给予多西环素联合莫西沙星的治疗方案。两种药物联合可发挥不同的作用：多西环素抗菌机制是通过与细胞内的 16SrRNA 结合，感染 mRNA 到蛋白质的翻译过程，抑制蛋白质的合成，从而达到抗菌作用。莫西沙星的作用机制为干扰拓扑异构酶，干扰 DNA 的复制和转录，两药联合从不同机制达到协同的抗菌效果。

呼吸支持方面，该患者表现为轻度 ARDS，应用经鼻高流量吸氧

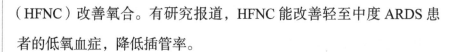
（HFNC）改善氧合。有研究报道，HFNC能改善轻至中度ARDS患者的低氧血症，降低插管率。

北京市密云区曾报道11例病例，其中1例治疗无效死亡。鹦鹉热衣原体肺炎虽然经治疗后症状可改善，但仍有部分患者合并多脏器功能衰竭，增加死亡风险。应该加强对高危职业人群进行鹦鹉热的科普教育，规范鸟类市场交易，在鸟类饲养场所做好防护。有呼吸道症状或流感样症状的时候尽早就医，临床医生注意询问流行病学史，避免漏诊。

病例点评

本病例的难点在于病原学分析。患者从事养鸽工作的流行病学史，为临床诊断提供了线索。血象正常，血沉增快，转氨酶升高，低钠血症，符合鹦鹉热衣原体感染的特点。入院前曾应用β内酰胺类抗生素，效果欠佳。因此，入院时经验性选择了喹诺酮联合四环素类抗生素，同时送mNGS进行病原学检测，结果证实了临床推测。鹦鹉热衣原体的自然宿主包括鸟类和多种哺乳动物，其中宠物鸟及家禽是将病原体传播至人的最常见媒介，有症状或无症状的病禽脱落物均可成为感染源，且感染力可存在数月，直接接触病禽或吸入含病原体的气溶胶均可造成感染。鹦鹉热衣原体培养及抗体检查目前尚未在临床广泛开展，且其耗时较长，多作为回顾诊断使用，2014年《新发传染病》杂志首次报道了mNGS在鹦鹉热衣原体感染患者病原诊断中的应用案例。目前衣原体耐药较少见，临床上常用的大环内酯类、氟喹诺酮类、四环素类药物均有效，其疗程为7～21天。

【参考文献】

1. SHAW K A, SZABLEWSKI C M, KELLNER S, et al. Psittacosis outbreak among workers at chicken slaughter plants, virginia and georgia, USA, 2018. Emerg Infect Dis, 2019, 25（11）：2143-2145.

2. RYBARCZYK J, VERSTEELE C, LERNOUT T, et al. Human psittacosis：a review with emphasis on surveillance in Belgium. Acta Clin Belg, 2020, 75（1）：42-48.

3. HOGERWERF L, DE GIER B, BAAN B, et al. Chlamydia psittaci（psittacosis）as a cause of community-acquired pneumonia：a systematic review and meta-analysis. Epidemiol Infect, 2017, 145（15）：3096-3105.

4. BALSAMO G, MAXTED A M, MIDLA J W, et al. Compendium of measures to control chlamydia psittaci infection among humans（psittacosis）and pet birds（avian chlamydiosis）, 2017. J Avian Med Surg, 2017, 31（3）：262-282.

5. 齐亚飞, 黄锦伦, 陈健华, 等 . 鹦鹉热衣原体肺炎合并横纹肌溶解一例并文献分析 . 中华结核和呼吸杂志, 2021, 44（9）：806-811.

6. 林潇, 周梦, 姚秀娟, 等 . 9例重症鹦鹉热衣原体肺炎的临床特点及诊治分析 . 福建医科大学学报, 2021, 55（6）：531-534.

7. 瞿介明, 曹彬 . 中国成人社区获得性肺炎诊断和治疗指南（2016年版）. 中华结核和呼吸杂志, 2016, 39（4）：253-279.

8. 林江涛, 张永明, 王长征, 等 . 大环内酯类药物的抗菌外作用与临床应用专家共识 . 中华内科杂志, 2017, 56（7）：546-557.

9. ANDINO R, VEGA G, PACHECO S K, et al. High-flow nasal oxygen reduces endotracheal intubation：a randomized clinical trial. Ther Adv Respir Dis, 2020, 14：1753466620956459.

10. 张长强, 郭松喜, 刘茜, 等 . 北京市密云区11例鹦鹉热衣原体肺炎临床及流行病特征分析 . 中外医学研究, 2022, 20（15）：25-29.

（尹宁宁　整理）

病例 27
儿童人附红细胞体病 1 例

病历摘要

【基本信息】

患儿，女性，318 天，因"反复发热伴皮疹 2 个月，间断抽搐 6 天"于 2014 年 6 月入院。

现病史：患儿 2 个月前注射麻疹 - 风疹疫苗后出现发热，体温未测，伴有颈部皮疹。于当地儿童医院门诊就诊，考虑为过敏性皮疹，给予对症治疗，未见好转。患儿仍发热，体温最高达 40.2℃，皮疹逐渐转变为全身性红色丘疹，口服头孢菌素等药物治疗，未见好转，皮疹转为红色风团样皮疹，伴瘙痒。患儿 22 天前于某儿童医院住院治疗，入院时检查血常规"WBC 13.12×10^9/L、NE% 63.5%"，骨髓象呈"感染性骨髓象"，胸部 CT 提示小气道病变伴少许肺炎，双侧腋窝多发淋巴结肿大，腹盆超声提示肠系膜淋巴结影。先后给予拉氧头孢、万古霉素等抗感染，病情无好转，逐渐出现干咳、纳差、腹泻等症状。住院第 8 天血液化验显示 Hb 8.8 g/L、ALT 11 U/L、AST 90 U/L、LDH 1102 U/L，抗生素调整为利奈唑胺联合美罗培南，共住院 12 天，病情无改善。患儿 10 天前转至北京某综合医院儿科诊治，血液涂片镜检发现人附红细胞体，6 天前开始口服盐酸米诺环素抗感染，用药当日患儿出现抽搐，头部 CT 检查未见异常，腰穿脑脊液压力 190 mmH$_2$O，脑脊液总细胞数 113 000 个 /mL，有核细胞数 58/mL，单核比例 46%，给予甘露醇脱水治疗。5 天前患儿再次出现抽搐并伴有意识障碍，抽搐持续数分钟后缓解，但意识未恢复，当时查体见双侧瞳孔不等大，对光反射迟钝，转入同一家医院 PICU，化验血常规 WBC 15.78×10^9/L、Hb 70 g/L、PLT 60×10^9/L，抗感染方案调整为头孢曲松钠、多西环素及蒿甲醚，并加用甲泼尼龙抗炎。患儿意识情况逐步好转，但每日仍有发热，未再出现新发皮疹，血红蛋白最低降至 68 g/L，血小板最低降至 28×10^9/L，给予输注红细胞和血小板治疗。4 天前查肝功能 ALT 119 U/L、AST 1281 U/L、LDH 6369 U/L，给予复方甘草酸苷及还原型谷胱甘肽保肝治疗。1 天前再次复查腰椎穿刺，脑脊液压力 510 mmH$_2$O，脑脊液总细胞数 1010 个 /mL，有核细胞 10 个 /mL。脑电图检查提示背景弥漫性 δ 波，监测到 1 次左侧后头部起始部分性发作持续状态。头颅 MRI 显示"双侧半卵圆中心、放射冠、内囊、外囊、胼胝体、双侧顶枕叶皮层下白质、双侧小脑中脚异常信号；双侧额、顶、颞部硬膜下间隙增宽。"为进一步诊治转入我院 ICU。患儿自发病以来，纳差，二便正常，体重约 9 kg。

　　既往史：平素健康状况良好，无食物、药物过敏史，无手术外伤史和输血史。无麻疹、水痘等传染病病史和接触史。

生长发育史：第 1 胎第 1 产，孕期无异常，足月顺产，体重约 3000 g，出生情况良好。母乳喂养，已添加辅食，生长发育正常，语言、运动和智力发育无异常。

【体格检查】

体温 36.5℃，心率 120 次 / 分，血压 105/65 mmHg，呼吸 30 次 / 分，SpO_2（未吸氧）96%，体重 9 kg。神志清楚，慢性病容，周身水肿，可见暗红色丘疹样皮疹（图 27-1），未见皮下出血，全身浅表淋巴结未触及异常肿大。口唇周围及口腔黏膜可见溃疡，颊黏膜未见 Koplik 斑，颈部强直。双肺叩诊呈清音，双肺呼吸音清，未闻及干湿啰音及胸膜摩擦音。腹部平坦，全腹无压痛及反跳痛，腹部未触及包块，肝肋下 3 cm，质中，脾脏触诊不满意、腹壁反射正常引出。四肢肌力正常，生理反射正常引出，双侧巴宾斯基征阴性。

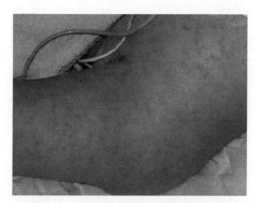

图 27-1 患儿躯干部暗红色丘疹样皮疹

【辅助检查】

血常规：WBC 9.17×10^9/L，NE% 48.20%，LY% 37.90%，RBC 3.67×10^{12}/L，Hb 92.00 g/L，PLT 143.00×10^9/L。异型淋巴细胞计数 2%。PCT 0.72 ng/mL。

肝、肾功能：ALT 396.2 U/L，AST 519.7 U/L，TBIL9.6 μmol/L，DBIL 4.8 μmol/L，ALB 35.8 g/L，BUN 1.54 mmol/L，Cr 21.70 μmol/L。

凝血功能：PT 12.90 s，APTT 25.10 s，PTA 78.80%，Fb 197.20 mg/dL，INR 1.11。

心肌酶谱 LDH 1994 U/L，CK 823.00 U/L，CK-MB 128 U/L。

腹部超声：肝大、肝实质回升偏粗，脾大，双肾增大和弥漫性病变，少量胸腔积液、腹腔积液。

胸片：双肺纹理增多。

血涂片镜检：可见变形红细胞，部分红细胞表面见小颗粒，感染率超过 60%（图 27-2 至图 27-4）。

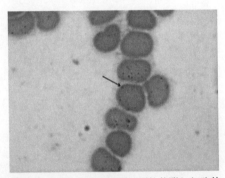

黑色尖头指示红细胞表面可见颗粒状附红细胞体。

图 27-2　血涂片镜检（Diff - Quik 染色，1000×）

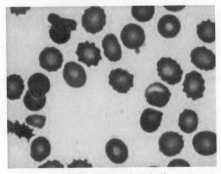

被感染的红细胞出现变形。

图 27-3　血涂片镜检（瑞氏染色，1000×）

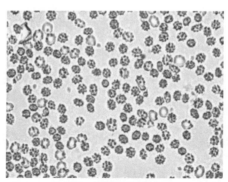

广泛的红细胞感染及破坏。

图 27-4 血涂片镜检（未染色，400×）

【诊断】

人附红细胞体病，症状性癫痫，心肌炎，心力衰竭，急性肾损伤，肝功能异常，贫血。

【诊疗经过】

（1）一般处理：保护性隔离，加强营养支持，密切监测出入量。

（2）抗感染治疗：口服多西环素（2 mg/kg bid），肌内注射蒿甲醚（3.2 mg/kg qd），静脉滴注阿米卡星（7.5 mg/kg qd），联合治疗人附红细胞体。

（3）防治脑水肿和癫痫发作：①渗透治疗：甘露醇 0.5 g/kg 控制脑水肿。入院第 2 天行腰穿检查，测脑脊液压力 160 mmH$_2$O，脑脊液常规及生化检查无异常。②癫痫防治：患儿多次出现角弓反张，肌肉强直抽搐发作及失神样小发作，应用地西泮 0.3 mg/kg 静脉注射后抽搐症状可控制。行视频脑电图检查提示双侧额极、额、前、中颞区（FP1、FP2、F3、F4、F7、F8、T3、T4）可见尖棘慢波发放，双侧时同步时不同步，以左侧为著，可波及其他导联。头部 MRI 检查提示双侧小脑脚、基底节区及半卵圆中心、侧脑室后角旁、枕叶皮质下及胼胝体异常信号。

笔记

（4）降温处理：患儿入院后仍不规则发热，体温在 38～40 ℃。考虑早期体温升高可能与附红细胞体感染有关，后期体温升高与其出现细菌感染并发症有关。积极抗感染治疗，同时给予对乙酰氨基酚药物降温，结合擦浴等物理降温。

（5）纠正贫血和血小板减少：患儿住院期间血红蛋白及血小板呈进行性下降，血红蛋白最低时曾达 54.2 g/L，血小板最低时曾达 5.4×10^9/L，骨髓涂片检查提示增生性骨髓象，COOMS 试验阴性，血液专科会诊后考虑为感染因素所致。继续积极抗感染，间断输注悬浮红细胞及血小板。

（6）继发感染处理：患儿住院期间先后出现肺部感染、血流感染、尿路感染，培养结果有近平滑假丝酵母、肺炎克雷伯菌等，先后针对性给予头孢哌酮舒巴坦、美罗培南、伏立康唑、亚胺培南西司他丁钠、万古霉素、头孢他啶、阿奇霉素等抗感染治疗。

（7）多器官支持

①心脏方面：入院时存在心肌酶异常增高，CK-MB 最高达 128 U/L，心电图提示有 Ⅱ 度 1 型房室传导阻滞出现，伴有 BNP 水平上升，最高 753.3 pg/mL，临床考虑心肌炎和心功能不全，给予控制容量、地高辛及果糖二磷酸钠治疗。

②肾脏方面：入院第 1 周时血肌酐水平较基线值升高 1.5 倍，尿量曾有一过性减少，考虑 AKI，停用肾损害药物后好转。

③肝脏方面：入院前肝功能异常，给予复方甘草酸苷及还原型谷胱甘肽保肝治疗，住院期间肝损害进一步加重，ALT 最高升至 1063.9 U/L，AST 521.3 U/L，TBIL 升至 203.2 μmol/L，DBIL 179.1 μmol/L。考虑药物性肝损伤引起，停用可疑药物，并进行保肝治疗。

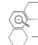
【转归及随访】

患儿于我科共住院治疗 57 天。患儿抽搐症状消失，体温恢复正常，神志清楚，血红蛋白上升至 100 g/L 以上，血小板波动在 20×10^9/L 上下，肝功能明显好转，总胆红素水平降至 50 μmol/L 以下。出院后 2 周复查头颅 MRI 检查提示双侧小脑脚、半卵圆中心、侧脑室后角旁、枕叶皮质下异常信号较前有好转。随访 6 年，患儿生长发育情况较正常儿童无异。

病例分析

附红细胞体（eperythrozoonosis）是寄生于人和动物血液细胞、血浆及骨髓中的一群微生物，1928 年 Schilling 和 Dinger 首次在啮齿类动物中查到附红细胞体，此后相继在其他动物体内发现。人附红细胞体病在 1986 年首次由 Punteric 等发现，1992 年冯立明等报道了国内的首例附红细胞体病。附红细胞体的分类学地位存在分歧，目前较广泛地采用 1974 年出版的《伯杰细菌鉴定手册》的分类方法，将附红细胞体列为立克次体目（rickettsiales），无形体科（anaplasmataceae），附红细胞体属（eperythrozoon）。

附红细胞体在动物中分布相当广泛，其传播途径至今尚不完全清楚，普遍认为人传播途径主要为接触、垂直、昆虫媒介、血源传播等 4 种方式。一般认为，人类对附红细胞体普遍易感。其感染率与性别、年龄无明显关系，具有家庭聚集性及一定职业分布特点。年龄小、高龄、免疫系统发育不全者及功能减退者感染率相对较高。被感染的人群不能产生终身免疫，治愈后可再次感染而重复发病。有学者将附红细胞体感染强度分为轻、中、重度三级，平均 100 个

笔记

红细胞中有 30 个以下被附红细胞体寄生者为轻度，30 ～ 60 个者为中度，60 个以上者为重度。

目前认为附红细胞体是条件致病性病原体，其发病机制不详，临床表现不尽相同。感染后多为潜伏状态，在机体抵抗力下降或处于某些应激状态时发病，轻度感染易被忽视。患者临床常表现为发热、乏力、嗜睡、反复上呼吸道感染、腹泻和腹痛等症状，体格检查可见贫血貌，皮肤或巩膜黄染、肝、脾及淋巴结肿大。实验室可见红细胞、血红蛋白、血小板减少、胆红素增高，严重者可出现肝、肾功能损害及骨髓象的改变，但目前未检索到出现神经系统受累的相关文献报道。此例患儿神经系统的受损主要表现为不同形式的癫痫发作，包括全身强直性发作和失神发作，脑脊液检查的特点为压力相较正常同龄婴幼儿升高，其中外院曾有过脑脊液压力异常升高的情况，分析原因可能与其测量时哭闹不配合有关。我院化验脑脊液常规及生化无异常表现，外院 2 次结果均为总细胞数的升高，而有核细胞比例正常，不排除穿刺损伤的可能。此例患儿的 MRI 提示有脑实质的损伤，其损伤机制有待进一步研究。

因附红细胞体目前尚不能进行体外培养，其诊断技术的研究较少，诊断主要依赖血涂片直接镜检，用瑞氏 - 吉姆萨染色后在 1000 倍的油镜下可观察到许多圆形、椭圆形、短杆状蓝色小体附着在红细胞上，直径 0.15 ～ 1.5 μm，特别严重时可见红细胞变成空泡状。

人附红细胞体病目前尚无规范化的治疗方案，常用的药物有庆大霉素、四环素、多西环素、双氢青蒿素、甲硝唑及喹诺酮，但都仅见于个案报道。早期诊断及治疗者一般预后良好，若病程迁延时间较长，部分患者可并发严重肝功能损伤等情况。儿童患者尚需注意控制体温，防止高热惊厥，若出现严重贫血、血小板减低、肝功能受损后凝血酶合成降低需积极处理。同时应注意给予患者保护性隔离，严格无菌操作，注意皮肤及口腔的清洁卫生，防止交叉感染。

病例点评

人附红细胞体病是罕见的感染性疾病。附红细胞体寄生于多种动物和人的红细胞表面、血浆及骨髓液等部位，是一种人畜共患传染病。附红细胞体病的发病机制、传播特点、临床特征和治疗方法，目前都不明确。幼儿、高龄、免疫系统发育不全者及缺陷者，附红细胞体感染率相对较高。重症患者的临床表现为感染中毒表现、溶血、凝血系统及肝肾心肌淋巴系统等多脏器受累，需要与疟疾、黑热病等疾病鉴别。该病例患儿病程较长，病情逐渐进展，辗转多家医院，提示目前对该病认知仍较少。血涂片提示红细胞感染率大于60%，临床表现及化验检查符合重症感染病例，ICU 救治充分发挥监护及脏器支持治疗优势，患儿恢复较好。救治过程中注意病情评估及脏器功能受损鉴别，如 AKI、肝功能异常、心肌损伤、凝血功能异常等。

该病为人畜共患的传染病，注意流行病学调查。目前没有疫苗，治疗传染源、切断传播途径为主要预防措施。

【参考文献】

1. 齐慧，蔡凤珠，毛军，等. 儿童附红细胞体病 2 例. 上海预防医学杂志，2007，19（9）：487.

2. 方林钧. 附红细胞体病. 临床儿科杂志，2007，25（1）：74-75.

3. 白建文，蔡筠. 人附红体的电镜特点及附红体病的临床治疗观察. 中国人兽共患病杂志，2002，18（3）：104-107.

4. 马杏宝，王龙英，魏梅雄 . 中国附红细胞体与附红细胞体病研究近况 . 上海预防医学杂志，2005，17（11）：516-519.

（谭建波　整理）

病例 28
恙虫病引起呼吸衰竭 1 例

【基本信息】

患者，女性，23 岁，因"发热 7 天，皮疹 4 天"于 2020 年 1 月 1 日入院。

现病史：患者于 7 天前无明显诱因出现发热，最高体温 39℃，伴恶寒、寒战，头痛、肌肉关节痛，恶心、呕吐，自服退热药物治疗（具体不详），无缓解。5 天前前往某社区医院就诊，化验查 CRP 38 mg/L，给予对症退热治疗（具体不详）。3 天前患者自觉症状加重，高热，伴咳嗽、胸闷、憋气，全身皮肤出现红色斑疹，热退后皮疹消失，遂就诊于某三级医院，化验血常规示"白细胞、红细胞正常，血小板 $71 \times 10^9/L$"，给予阿昔洛韦、左氧氟沙星、洛索洛芬钠等治疗，上述症状未缓解，呼吸困难加重。1 天前于我院感染病急诊就诊，化验检测示"白细胞正常，CRP 和降钙素原增高，血小板降低，血肌酐、转氨酶、心肌酶升高，血涂片未见疟原虫"，为进一步诊治，收入感染科病房。

既往史：平素体健，无慢性疾病、传染病、外伤及手术史，无输血及过敏史。

流行病学史：3 周前在西双版纳林区野外工作，从事植物相关微生物标本采集和研究，有蚊虫叮咬史。

【体格检查】

体温 37.6℃，脉搏 120 次 / 分，呼吸 20 次 / 分，血压 83/45 mmHg。鼻导管吸氧，氧流量 5 L/min，SpO_2 为 92%。神志清楚，急性病容，查体合作。全身皮肤充血明显，未见皮疹、破溃，未见黄染、苍白或水肿。全身浅表淋巴结未触及肿大。双肺呼吸音粗，未闻及干湿啰音及胸膜摩擦音。心界不大，心率 90 次 / 分，心律齐，各瓣膜听诊区未闻及病理性杂音。腹部平坦，全腹无压痛及反跳痛，肝、脾、胆囊未触及，墨菲征阴性，麦氏点无压痛，双侧输尿管无压痛，肝区叩痛阴性，移动性浊音阴性。四肢、关节未见异常，活动无受限，双下肢无水肿，四肢肌力、肌张力正常。双侧巴宾斯基征阴性，布鲁辛斯基征及克尼格征阴性。

【辅助检查】

动脉血气分析（鼻导管吸氧，氧流量 5 L/min）：pH 7.437，$PaCO_2$ 33.4 mmHg，PaO_2 76.2 mmHg，SaO_2 95.7%，PaO_2/FiO_2 186 mmHg。

血常规：WBC 7.34×10^9/L，NE% 87.14%，LY% 8.32%，EO% 0.04%，HCT 33.7%，PLT 73.00×10^9/L。PCT：1.29 ng/mL。

电解质和肾功能：Na^+ 134 mmol/L，K^+ 4.0 mmol/L，Cr 91.9 μmol/L，BUN 9.57 mmol/L。心肌酶谱：LDH 456.8 U/L，CK 37.3 U/L，HBDH 357 U/L，CRP 268.2 mg/L。

肝功能：ALT 90.5 U/L，AST 78.9 U/L，ALB 36.1 g/L，A/G 1.1。

凝血功能：PT 14.80 s，PTA 65.00%，INR 1.37。

病原学检查：流感抗原检测（-），血涂片疟原虫检测（-）。

多重 PCR 病原核酸检测：恙虫病东方体核酸（+），流感病毒、登革热病毒、黄热病毒、斑疹伤寒、EB 病毒和 CMV 病毒等核酸均为阴性。

胸部 CT（图 28-1）：两肺感染性病变，双肺下叶实变，肺组织膨胀不全，两肺小叶间隔增厚，纵隔内稍大淋巴结，两侧胸腔少量积液，少量心包积液。

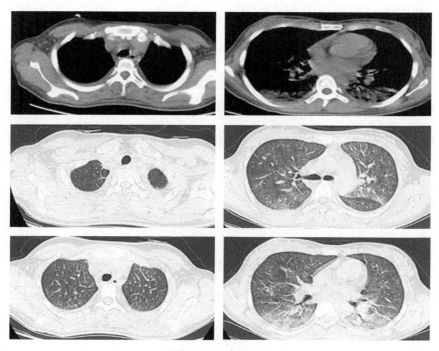

图 28-1 胸部 CT

【诊断】

恙虫病，重症肺炎，急性 I 型呼吸衰竭，急性肾损伤（AKI），肝功能异常，心肌损伤，血小板减少。

【诊疗经过】

（1）感染内科病房诊疗：考虑"发热待查、肺部感染、呼吸衰竭"，给予左氧氟沙星注射液、万古霉素和亚胺培南抗菌治疗，帕拉米韦抗病毒治疗。患者呼吸衰竭加重，转入 ICU 治疗。

（2）ICU 诊疗

①一般支持治疗：卧床休息；密切监测体温、心电、血氧、血压及血常规、肝肾功能、心肌酶等指标变化；胃肠道营养支持，维持内环境稳定。

②抗感染治疗：根据患者临床特点及热带林区工作的流行病学史，考虑病毒或立克次体感染的可能性大，停用广谱抗生素和抗流感药物，给予盐酸莫西沙星氯化钠注射液 0.4 g 静脉滴注 qd×7 天，盐酸多西环素片 100 mg 口服 bid×5 天。同时送标本到 CDC 进行多重 PCR 检测病原体，结果恙虫病东方体核酸（＋），恙虫病诊断明确。

③呼吸支持：针对急性 I 型呼吸衰竭，给予经鼻高流量吸氧（HFNC），异丙托溴铵溶液雾化吸入缓解小气道痉挛。6 天后，患者呼吸困难缓解，改用鼻导管吸氧，后逐渐停止吸氧。

【转归及随访】

治疗 1 周后呼吸道症状基本消失，复查胸部 CT 提示肺内炎症病灶明显吸收（图 28-2），实验室指标恢复正常，痊愈出院。

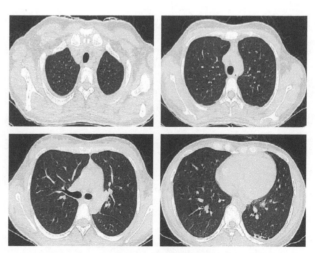

图 28-2 治疗 1 周后的胸部 CT

病例分析

恙虫病的典型临床表现为发热（不规则热或弛张热），皮肤多有焦痂、溃疡，且焦痂周围浅表淋巴结肿大，部分患者出现皮疹。焦痂是恙虫病的特征性表现，发生率为 7% ～ 97%，常见于胸部、腋窝、下背部、腹股沟和臀部。重症恙虫病可造成多器官损伤和功能障碍，引起肝肾功能损害、中枢神经系统损害、呼吸衰竭，以及心律失常和心力衰竭等，可导致死亡。恙虫病的诊断标准及分型标准见表 28-1。本例患者除了未发现皮肤焦痂和溃疡外，其他临床特点比较典型，符合重症恙虫病的诊断。

目前恙虫病的确定诊断主要依靠外斐反应。但是外斐反应的阳性率极低，缺乏特异性和敏感性，导致假阳性和假阴性结果。分子生物学诊断技术已经得到普及，PCR 和宏基因测序技术在恙虫病诊断中得到应用，尤其是 PCR 技术简单易行，诊断恙虫病更为特异和敏感。本例患者正是通过多重病原体 PCR 检测得到确诊。

恙虫病如果在疾病早期得到明确诊断，及时正确的抗立克次体治疗效果良好。恙虫病东方体为胞内寄生，革兰氏阴性病原体，对许多常见的抗生素如 β 内酯酰胺类、氨基糖苷类等具有天然耐受性，四环素、多西环素、阿奇霉素和多西环素是治疗恙虫病的推荐药物，早期治疗效果好，可以有效缩短病程和降低病死率。阿奇霉素的不良反应相对较少，WHO 建议孕妇或儿童恙虫病患者应用阿奇霉素治疗。重症恙虫病的治疗，除了病因治疗，需要及时进行呼吸支持、肾脏替代等多器官功能支持。

表 28-1 恙虫病的诊断标准及分型标准

诊断标准	分型标准
重症恙虫病诊断标准	①近 3 周有野外活动史 ②发热 ③焦痂或溃疡 ④淋巴结肿大或肝脾增大 ⑤外斐反应≥1∶160 同时满足以上 3 项，排除伤寒、流行性出血热等疾病后，即可诊断为恙虫病
重症恙虫病诊断标准：在确诊恙虫病的基础上出现	⑥中枢神经系统：意识改变、抽搐、脑卒中 ⑦呼吸系统：影像学提示双肺浸润，以及下列至少一项：氧合指数≤33.25 kPa（1 kPa=7.5 mmHg）、呼吸频率≥30 次/分，或直接气管插管呼吸机辅助呼吸 ⑧心脏：心脏功能衰竭或新发的心律失常 ⑨肾脏：血肌酐（Scr）≥177 μmol/L ⑩脓毒症休克：收缩压≤11.97 kPa，或较基础值下降 5.32 kPa 以上，且排除其他因素 ⑪消化道出血（无消化性溃疡基础） ⑫死亡 符合上述其中一项即可诊断为重症恙虫病

病例点评

恙虫病是由恙虫病东方体引起，通过恙螨叮咬传播的一种自然疫源性疾病。据统计，全球每年超 10 亿人口暴露于恙虫病流行地区，年发病人数近百万。我国是恙虫病的高发地区，近十年来发病人数和发病率均呈现指数增长。恙虫病临床表现复杂多样，早期诊断困难，一旦救治延迟将导致严重的多器官衰竭，病死率可高达70%。在恙虫病流行地区，做出临床诊断并不困难，采取正确的抗生素治疗，预后良好。但对于城市等非流行区域，往往不具备恙虫病的诊治经验和实验室检测能力，导致误诊和病情延误。本例患者具有明确的流行病学史，但没有发现典型的皮肤焦痂或溃疡，给临床诊断带来一定困难。本例患者早期没有给予正确的抗生素治疗，导致快速出现呼吸衰竭。本病例提示我们，ICU医生在面对重症肺炎时，除了按照医院获得性肺炎和社区获得性肺炎进行考量外，需要考虑立克次体感染等古老传染病和新发传染病的可能性。

【参考文献】

1. JOHN R，VARGHESE G M. Scrub typhus：a reemerging infection. Curr Opin Infect Dis，2020，33（5）：365-371.

2. EL S I，LIU Q，WEE I，et al. Antibiotics for treating scrub typhus. Cochrane Database Syst Rev，2018，9：D2150.

3. 文韬，李军.恙虫病基础研究与诊疗进展.右江民族医学院学报，2021，43（5）：672-675.

4. 栗绍刚，郭东星，李静宜，等.恙虫病临床诊治特点及预防.寄生虫与医学昆虫学报，2019，26（2）：118-123.

（杜春静　整理）

病例 29
重型疟疾并发多器官衰竭 2 例

病历摘要 – 患者 A

【基本信息】

患者，男性，40岁，主诉"间断发热伴乏力20天，意识不清2天"于2019年7月入院。

现病史：入院前20天无明显诱因开始出现发热，体温不详，伴有乏力、头晕、恶心，曾呕吐胃内容物，无腹泻、腹痛等不适，自服抗疟药物治疗，症状消失。入院前第17天回国，回国后独自去山西工作。入院前第5天，患者再次出现畏寒、寒战，伴有发热、乏力，治疗经过不详。入院前第2天，患者家属因患者失联，遂至患者驻地探访，发现患者意识不清，谵妄躁动，不能认出亲人，抽搐性发作一次，持续数十秒，可自行缓解，伴发热（体温未测）、呕

笔记

239

吐。就诊于当地医院，考虑疟疾，为进一步治疗转来我院。患者自发病以来，精神、饮食差，体力下降。

流行病学史：患者为中国人。2019年5月到西非国家尼日利亚务工，直至本次发病。当地蚊虫多，患者未服用疟疾预防性药物。无埃博拉患者和死者接触史，无野生动物及尸体暴露史。无输血史。

既往史：慢性乙肝病史10年，未接受过规律治疗。无高血压、糖尿病和心脑血管疾病史，无外伤及手术史。有糖尿病家族史。

【体格检查】

体温36.2℃，心率143次/分，血压85/61 mmHg，呼吸31次/分，SpO_2 98%（未吸氧）。神志谵妄，躁动，不能配合查体，格拉斯哥昏迷评分（GCS）11分。全身皮肤巩膜无黄染，无淤点、淤斑。双侧瞳孔等大等圆，直径2 mm，双侧瞳孔对光反射灵敏。双肺呼吸音清，未闻及干湿啰音及胸膜摩擦音。心动过速，心律齐，各瓣膜听诊区未闻及病理性杂音。腹部平坦，按压腹部无触痛表现，听诊肠鸣音正常。双下肢无水肿，四肢肌张力正常。巴宾斯基征阴性，布鲁辛斯基征和克尼格征阴性。

【辅助检查】

血涂片疟原虫检测：第1天可见恶性疟原虫；第4天偶见疟原虫；第7天和第10天，未见疟原虫。

血常规及炎症指标动态变化见表29-1，肝肾功能动态变化见表29-2。

电解质：K^+ 5.42 mmol/L，Na^+ 146.5 mmol/L，Cl^- 104.8 mmol/L，Ca^{2+} 2.00 mmol/L，Mg^{2+} 1.28 mmol/L，P 2.10 mmol/L，GLU 41.57 mmol/L。

尿常规：pH 5.0，比重1.005，尿潜血（＋），尿蛋白（－），尿葡萄糖（＋＋＋），尿胆红素（＋），尿胆原（＋＋），尿红细胞镜检（－），

笔记

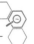

尿透明管型（＋），尿病理管型（＋）。

凝血功能：PT 15.10 s，PTA 64.00%，APTT 33.30 s，INR 1.39，Fb 457.00 mg/dL，D- 二聚体 6.69 mg/L，FDP 20.79 μg/mL。

心肌酶：hsTnI 0.005 ng/mL，CK-MB 0.20 ng/mL，BNP 48.90 pg/mL。

脑脊液总细胞数 404 个 /μL，脑脊液白细胞数 4 个 /μL，脑脊液白蛋白 56.3 mg/dL。

动脉血气分析（未吸氧）：pH 7.333，$PaCO_2$ 32.3 mmHg，PaO_2 92 mmHg，BE –9 mmol/L，HCO_3^- 17.2 mmol/L。Lac 6.86 mmol/L。

超声心动图：心内结构未见明显异常，左室收缩功能良好。

腹部超声：肝脏大小正常，表面光滑，肝内外胆管未见扩张；脾大，肋间厚 43 mm，脾长 106 mm，回声均匀；胰腺、双肾未见异常。

头颅 CT：颅内未见异常。胸部 CT：双肺未见明确渗出及占位病变。腹部 CT：脾大。

表 29-1　血常规及炎症指标动态变化

采样日期	WBC （10^9/L）	NE% （%）	RBC （10^{12}/L）	Hb （g/L）	PLT （10^9/L）	CRP （mg/L）	PCT （ng/L）
第 1 天	6.85	46.74	2.68	85.0	36.4	340.8	> 200.00
第 4 天	5.72	58.60	2.60	79.2	69.0	86.6	32.76
第 7 天	5.63	59.70	2.18	67.2	107.0	51.3	2.52
第 10 天	5.42	58.54	2.67	81.0	310.0	23.8	0.88

表 29-2　肝肾功能动态变化

采样日期	ALT （U/L）	AST （U/L）	TBIL （μmol/L）	DBIL （μmol/L）	ALB （g/L）	BUN （mmol/L）	Cr （μmol/L）
第 1 天	13.3	22.3	51.1	25.6	29.6	39.36	382.7
第 4 天	51.7	51.6	43.3	26.0	35.7	11.16	106.3
第 7 天	130.0	285.0	113.2	89.8	33.7	10.80	100.4
第 10 天	364.7	159.4	108.0	89.7	29.2	5.22	85.1

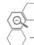
【诊断】

恶性疟疾（重型），脑型疟疾，脓毒症休克，急性肾损伤（3期），急性肝损伤，急性溶血性贫血，溶血性黄疸，乳酸酸中毒，血小板减少。

【诊疗经过】

（1）一般处理：卧床休息，保护性约束；加强重症监护，留置胃管和尿管；重点关注意识改变、体温、尿液改变；每6小时检测血常规、电解质和乳酸水平。

（2）针对休克的处理：按脓毒症休克集束化治疗方案，留取血培养后，予以液体复苏，同时应用去甲肾上腺素升压，维持平均动脉压至65 mmHg以上。应用超声评估患者容量反应性指导容量复苏，无容量反应性则停止液体复苏，继续应用去甲肾上腺素维持目标血压。

（3）病原体治疗：①抗疟原虫治疗：蒿甲醚注射液肌内注射，首剂3.2 mg/kg，此后每日1.6 mg/kg；双氢青蒿素哌喹片鼻饲，首剂0.72 g，首剂后第6小时、第24小时、第32小时再次给予0.72 g，共给予4次。②无细菌感染指征，未使用抗生素。

（4）防治急性肾损伤和内环境紊乱：入科12小时内血红蛋白水平由85.00 g/L下降至58.2 g/L，检验发现血红蛋白尿和间接胆红素升高，支持急性血管内溶血诊断。入院时已经存在AKI（3期），存在代谢性酸中毒，为避免溶血后严重高钾造成心律失常，开始进行床旁连续性肾替代治疗（CRRT）。

（5）脑型疟疾的处理：①给予丙泊酚持续泵入镇静，维持RASS–2分，控制患者躁动，预防再次癫痫发作。每日定时停用镇静剂，评估意识恢复情况。②行头颅CT检查，除外颅内器质性病变。③行腰椎穿刺检查明确颅内压和脑脊液性质，除外细菌性脑膜炎。

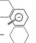

（6）贫血的处理：间断输注悬浮红细胞，维持目标血红蛋白水平在 70 g/L 以上。

（7）并发症的预防：①严格无菌操作，每日清洁皮肤及口腔，床头抬高避免误吸，加强气道管理，预防医院感染发生。②严格监控出入量，调整 CRRT 脱水量，维持液体平衡，防止发生肺水肿。③严格控制血糖，调整葡萄糖输注速度及胰岛素速度。

【转归及随访】

入院后红细胞疟原虫带虫率逐渐下降，至第 5 天外周血未再见到疟原虫，溶血得到控制，血红蛋白水平缓慢上升，当日停止 CRRT，此后监测血肌酐水平稳定在 70 ～ 90 μmol/L。第 6 天神志转清，拔除尿管、胃管及深静脉置管，开始下床活动。病程中肝功能异常突出，TBIL 最高达到 265.6 μmol/L，DBIL 达到 210.5 μmol/L，应用复方甘草酸苷及丁二磺酸腺苷蛋氨酸静脉滴注，肝功能逐步好转。入院第 13 天转出 ICU，并于 4 天后出院。出院前复查：血常规 WBC 3.75×10^9/L，NE% 60.2%，Hb 87.00 g/L，PLT 302.00×10^9/L；肾功能 BUN 3.76 mmol/L，Cr 65.5 μmol/L；肝功能 ALT 178.1 U/L，AST 44.3 U/L，TBIL 46.6 μmol/L，DBIL 38.0 μmol/L，ALB 35.0 g/L。患者住院 16 天，其中 ICU 治疗 12 天。

病历摘要 – 患者 B

【基本信息】

患者，男性，27 岁。主因"发热 5 天，无尿 2 天"急诊入院。

现病史：患者 5 天前出现发热，体温 39℃，伴有头痛，发热前伴有畏寒，无寒战，无恶心、呕吐、腹泻。就诊于当地医院，行血液检查后诊断疟疾（非血涂片），口服双氢青蒿素哌喹片及肌内注射蒿甲醚，无好转。3 天前于当地医院查血常规提示白细胞减少，给予对症升白，静脉注射奎宁，每 12 小时一次，共 3 次。2 天前尿量减少，颜色深红色。1 天前乘飞机返回国内，6 小时前就诊于本市某医院感染科，查血疟原虫抗原快速诊断试验（胶体金法）阳性，但血涂片未见疟原虫，血清肌酐 854.1 μmol/L，肝功能异常（ALT 7454 U/L、TBIL 158.18 μmol/L、DBIL 114.31 μmol/L），动脉血气分析示代谢性酸中毒（pH 7.317、HCO_3^- 11.5 mmol/L）。为进一步诊治转至我院。患者发病以来，神志清楚，精神弱，乏力明显，进食差，大便正常，尿量明显减少，每次约 5 mL，呈酱油色。

流行病学史：近 3 年多次往返于马拉维，自 2018 年 10 月至本次发病，一直在马拉维工作。曾接种过黄热病疫苗。发病时当地处于雨季，蚊子多，经常被其叮咬。

既往史：既往体健，无吸烟饮酒史。

【体格检查】

体温 36.5℃，脉搏 110 次 / 分，呼吸 25 次 / 分，血压 120/60 mmHg，SpO_2 96%（未吸氧），BMI 30 kg/m²。APACHE-Ⅱ评分 16 分，格拉斯哥昏迷评分（GCS）15 分。神志清楚，精神萎靡，周身不自主抖动。颈部及躯干充血潮红，全身皮肤黏膜黄染。双眼球结膜轻度水肿，瞳孔等大等圆，口唇无苍白、发绀。颈部活动正常，颈软无抵抗。双肺呼吸音粗，未闻及干湿啰音及胸膜摩擦音。心律齐，未闻及病理性杂音。腹部饱满，腹软，肝脾未触及，无压痛、反跳痛，肠鸣音正常。下垂部位及双下肢无水肿。全身深浅反射均存在，双侧巴宾斯基征阴性，踝阵挛阴性，扑翼样震颤阴性，克尼格征阴性，布鲁辛斯基征阴性。

【辅助检查】

病原体相关检查：血涂片未见疟原虫。埃博拉、马尔堡、黄热病、拉沙热、基孔肯雅热、裂谷热、刚果出血热、登革热、寨卡病毒、发热伴血小板减少症病毒、西尼罗病毒、尼帕病毒等 12 种病毒核酸检测均为阴性。

影像学检查：头颅 CT 未见明显异常（图 29-1）。住院第 1 天胸片示双肺纹理增重（图 29-2），住院第 5 天胸部 CT 显示双肺胸腔积液，双肺下叶可见条片状实变影，见空气支气管征，双肺野多发斑片状实变影及磨玻璃影（图 29-3A）；住院第 18 天胸部 CT 示实变影明显吸收（图 29-3B）。腹部超声提示肝胰脾肾未见异常。心脏超声显示二尖瓣少量反流，左室舒张功能减低，左室射血分数 66%。

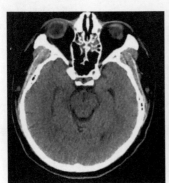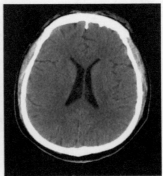

图 29-1　头颅 CT

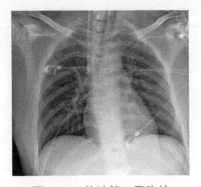

图 29-2　住院第 1 天胸片

笔记

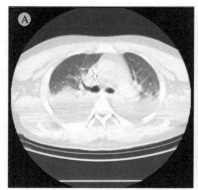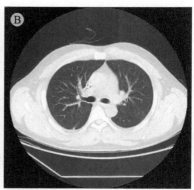

A. 住院第 5 天；B. 住院第 18 天。

图 29-3 胸部 CT

脑脊液化验：总细胞 20 个 /μL，白细胞 7 个 /μL，五管糖（+），潘氏试验（-），蛋白 24.5 mg/dL，糖 4 mmol/L，氯化物 133.2 mmol/L，脑脊液抗酸染色（-），脑脊液墨汁染色（-）。

实验室指标及其演变：入院前白细胞减少，病程中血红蛋白和血小板显著降低，降钙素原显著升高（表 29-3）。血液生化方面突出表现为血清转氨酶（ALT 及 AST）、乳酸脱氢酶和胆红素显著升高，提示明显的肝脏损伤（表 29-4）。肌酸激酶和肌红蛋白升高，而 CK-MB 轻度升高，提示横纹肌损伤（表 29-4）。凝血功能异常突出表现为入院时 PT 显著延长，纤维蛋白原降低，而 D- 二聚体显著升高，结合血小板显著降低，提示弥漫性血管内凝血的存在（表 29-5）。

表 29-3 血常规、降钙素原变化

项目	入院前 3 天	入院前 1 天	第 1 天	第 2 天	第 3 天	第 7 天	第 14 天	第 22 天
WBC（×10⁹/L）	1.93	3.94	3.90	05.58	6.88	4.84	3.84	4.05
NE%	67.20	62.90	74.74	82.64	87.34	48.90	65.60	49.20
Hb（g/L）	176.0	165.0	156.0	106.0	96.0	78.2	91.0	90.0
HCT（%）	-	-	40.1	28.4	27.3	24.0	28.8	27.6
PLT（×10⁹/L）	216.0	95.0	93.0	52.0	37.4	66.0	333.0	279.0
PCT（ng/mL）	-	-	8.33	12.62	11.45	5.09	0.43	0.16

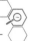

表 29-4　肝功能、心肌酶、肌红蛋白变化

项目	入院前 1 天	第 1 天	PE 后	第 3 天	第 5 天	第 7 天	第 10 天	第 14 天	第 21 天
ALT（U/L）	7454.0	7010.0	1174.0	1147.0	744.7	555.9	273.6	85.9	87.0
AST（U/L）	–	1465.0	986.6	849.0	318.0	226.2	134.1	52.2	75.9
TBIL（μmol/L）	158.18	115.10	51.40	55.30	52.10	67.60	47.60	24.90	24.10
DBIL（μmol/L）	114.31	92.30	39.10	40.80	44.60	58.30	40.90	19.30	16.80
ALB（g/L）	39.2	26.6	35.4	35.5	38.6	34.9	36.3	41.3	41.1
LDH（U/L）	–	10870.0	–	–	446.3	–	329.6	–	–
CK（U/L）	–	392.9	–	–	1030.2	–	205.8	–	–
CK-MB（U/L）	–	41.2	–	–	21.8	–	11.2	–	–
MYO（ng/mL）	–	273.0	–	> 1200.0	909.1	–	194.8	–	–

注：PE：plasma exchange，血浆置换。

表 29-5　凝血功能变化

项目	第 1 天	第 2 天	PE 后	第 3 天	第 6 天	第 14 天
PT（s）	54.0	31.4	13.5	12.0	12.0	11.5
PTA%	16	29	76	88	86	92
INR	5.10	2.94	1.25	1.11	1.10	1.06
TT（s）	42.7	测不出	25.3	测不出	17.0	15.7
APTT（s）	47.3	55.2	40.7	76.3	33.6	31.8
Fb（mg/dL）	26	30	113	147	332	362
D- 二聚体（mg/L）	260.00	121.66	67.18	70.35	14.03	7.64

注：PE：plasma exchange，血浆置换。

【诊断】

恶性疟疾（重型），脑型疟疾，症状性癫痫，急性溶血，急性肾损伤 3 期，代谢性酸中毒，急性肝损伤，弥漫性血管内凝血，横纹肌损伤。

【诊疗经过】

1. 基础治疗

①按虫媒传染病进行隔离；②卧床休息，床头抬高 30°；③密切监测生命体征和出入量，监测血常规、凝血功能、电解质、血糖

和血气分析等化验指标；④对症退热；⑤留置胃管，肠内营养支持。

2.病因治疗

蒿甲醚肌内注射，第0小时、第12小时分别给予3.2 mg/kg，其后维持量1.6 mg/kg q12h，疗程为7天。同时鼻饲双氢青蒿素哌喹片首剂0.72 g，之后第6小时、第24小时、第32小时各给予0.72 g。

3.多器官支持治疗

（1）肾脏替代治疗和血浆置换：患者入院时AKI 3期，存在代谢性酸中毒和脑水肿，具有明确的肾脏替代治疗指征，立即建立中心静脉通路并紧急行肾脏替代治疗。入院时存在血红蛋白血症、肌红蛋白血症和弥漫性血管内凝血，入院第2天进行血浆置换，置换量3000 mL，防治血红蛋白和肌红蛋白对肾小管的损伤、改善凝血障碍。患者尿量逐日增多，入院第18天停用肾脏替代治疗，入院第21天拔除中心静脉导管。

（2）癫痫控制和气道保护：入ICU后8小时患者出现四肢伸直，颈项强直，双眼上翻，口腔内可见血性液体喷出，心率130次/分左右，考虑症状性癫痫全面性发作。给予咪达唑仑10 mg静脉注射控制抽搐，气管插管保护气道，并进行机械通气维护呼吸功能。持续泵入咪达唑仑抗癫痫治疗，维持躁动-镇静评分（Richmond Agitation-Sedation Scale，RASS）4分。入院第7天开始逐渐降低镇静深度，调整为右美托咪定镇静，并每日评估意识状态。入院第9天患者神志恢复，并于当日脱离呼吸机和拔除气管插管。

（3）脑水肿防治：①床头抬高30°；②充分镇静镇痛，控制癫痫抽搐；③控制体温，及时退热；④甘露醇及3%氯化钠渗透治疗控制脑水肿，维持目标血浆钠离子水平在145～155 mmol/L，血浆渗透压在300～320 mOsm/L。入院时因严重凝血障碍，未行腰椎穿刺检查。

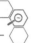

入院第 5 天，凝血功能改善，进行腰椎穿刺，测颅内压 330 mmH₂O，脑脊液化验符合脑型疟疾改变。入院第 10 天复查腰椎穿刺，颅内压 240 mmH₂O，逐步减少脱水剂用量及频次，并于入院第 17 天停用。

（4）循环支持：患者镇静镇痛后出现血压下降，血压最低 75/50 mmHg，依据容量反应性给予扩容补液，去甲肾上腺素维持血压，保证重要器官组织灌注。入院第 5 天后血压稳定，逐步停用去甲肾上腺素。

（5）保护肝细胞和心肌细胞：给予还原型谷胱甘肽、复方甘草酸苷和多烯磷脂酰胆碱保肝治疗，磷酸肌酸钠 1 g/d 营养心肌。

（6）肺水肿防治：入院第 5 天复查胸部 CT 提示肺水肿，提高呼吸机呼气末正压水平，增加肾脏替代治疗脱水量以达到液体负平衡。呼吸功能逐步改善，于入院后第 9 天成功脱离呼吸机。

（7）纠正血液系统异常和血制品支持：共输注 2 单位悬浮红细胞及 1 单位血小板，补充维生素 K、纤维蛋白原及凝血酶原复合物改善凝血。

（8）其他：入院后痰液增多，胸部 X 线渗出病变增多，考虑继发细菌性肺炎，先后给予头孢米诺及头孢哌酮舒巴坦抗感染。给予质子泵抑制剂，预防应激性胃炎。

【转归及随访】

出院时患者神志清楚，生命体征平稳，日常生活能力评定量表得分 90 分。自主尿量恢复，20 天后复查血肌酐 105.8 μmol/L。

病例分析

疟疾是由疟原虫所引起的传染病，为当前最主要的全球性公共卫生问题之一，威胁到全球 40% 人口的健康，临床上以间歇性寒战、高热、大汗和贫血、脾大等为特征，其中恶性疟疾发热多不规则，临床上有侵犯内脏引起凶险发作的倾向。疟疾目前主要广泛流行于非洲、东南亚、南亚和南美洲地区，我国疟疾防治取得了重大进步，自 2017 年未再发生本土疟疾病例。当前我们收治的疟疾患者，均为境外输入性病例，其中约 80% 的病例有非洲旅居史，以恶性疟疾为主。

　　重症疟疾的病情凶险，变化较快，需要临床严密监测。WHO《疟疾治疗指南》（第三版）和《重症疟疾管理实用手册》（第三版）将重症疟疾的诊断标准概括为表 29-6，临床诊断宜从重从早，不可完全拘泥于这些指标。本例患者入院时存在意识障碍，发生过惊厥，存在脓毒症休克，实验室检查存在明显黄疸、代谢性酸中毒、高乳酸血症和急性肾损伤，属于典型的重症疟疾病例。本文中 2 例患者属于疟疾非免疫人群，本身就是重症疟疾的易感人群，近期均有非洲旅行史，2 例患者在本次发病前 1 ～ 2 周均出现发热，曾应用抗疟疾药物治疗。第 1 例患者症状好转，随后再次发生本次病程，可能存在 3 种可能：其一是 2 周前发热不是疟疾，其二是前次治疗不彻底而再燃，其三是患者再次感染恶性疟原虫。而第 2 例患者情况无改善，考虑原因可能与耐药疟疾感染或药物用量不足有关。

表 29-6　WHO 建议的重症疟疾诊断标准

重症疟疾的临床特征
　　意识障碍（包括昏迷）
　　虚脱，即全身无力，患者无法自行坐直、站立或行走
　　频繁惊厥发作：24 小时内发作超过 2 次
　　深大呼吸或呼吸窘迫（酸中毒呼吸）
　　急性肺水肿和急性呼吸窘迫综合征
　　循环衰竭或休克，成人的收缩压＜ 80 mmHg，儿童的收缩压＜ 50 mmHg
　　急性肾损伤
　　临床黄疸及其他重要器官功能障碍
　　异常出血

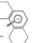

（续表）

实验室和其他检查
低血糖（＜ 2.2 mmol/L 或 40 mg/dL）
代谢性酸中毒（血浆碳酸氢盐＜ 15 mmol/L）
严重的正色素性正细胞性贫血（儿童的血红蛋白＜ 5 g/dL，血细胞压积＜ 15%；成人的血红蛋白＜ 7 g/dL，血细胞压积＜ 20%）
血红蛋白尿
高乳酸血症（乳酸＞ 5 mmol/L）
肾损伤（肌酐＞ 265 μmol）
肺水肿（放射检查）

高效、速效和副作用小的抗疟疾药物治疗是重症疟疾治疗的首要措施。目前 WHO 推荐以青蒿素类药物为基础的联合疗法治疗无并发症的疟疾病例，对于重症疟疾病例需要应用剂量更大的注射药物，首选青蒿琥酯。我院缺乏青蒿琥酯注射剂，我们选择蒿甲醚肌内注射，同时给予口服双氢青蒿素哌喹片加强抗疟疾治疗，主要是考虑双氢青蒿素抗疟疾作用更强。

重症疟疾救治不同于普通型疟疾，需要积极救治并发症和进行器官保护，难治性休克是疟疾患者早期死亡的最常见原因。第 1 例患者入院时存在明显的脓毒症休克，而第 2 例患者在镇静后也出现明显血压下降，我们按照脓毒症诊治指南，早期给予恰当的液体扩容，并应用重症超声技术监测和评估容量反应性，既保证了恰当的容量负荷，也避免了液体过负荷发生，预防了肺水肿的发生。非洲的临床研究显示，给重症疟疾的儿童进行激进的液体复苏和输注白蛋白，患者的病死率增加。因此，对于合并休克的疟疾患者，采取相对保守性液体复苏策略可能较为合理。

AKI、代谢性酸中毒和高钾血症是威胁重症疟疾患者生命的重要并发症。重症疟疾患者常周期性发生急性血管内溶血，红细胞破坏释放大量钾离子，如同时存在 AKI 和乳酸酸中毒，特别容易发生严重高钾血症，引起恶性心律失常和猝死。因此，我们对本文中 2 例患者积极开展了 CRRT，防止了 AKI 的加重和高钾血症的发生，另外也为脑水肿的防治和容量平衡提供了有利条件。

意识障碍和癫痫发作是本例患者的另一个重要特点，符合脑性疟疾诊断标准。治疗中重视镇静处理，以避免患者躁动导致颅内压瞬间升高，预防癫痫发作。但对于类固醇类药物和甘露醇在脑性疟疾中的应用，现有研究认为可能无效或存在风险，应避免使用。而像第 2 例患者那样，在处理明确的颅内压增高时，高渗盐水的渗透治疗方案不失为一种新的选择。在患者存在意识障碍期间，对于其意识水平的改变，需注意密切观察与记录。抬高床头，行气管插管以保护气道通畅，也是重要的措施。

此外，细致的重症监护护理和基础医疗也是保证救治顺利的重要环节。这包括医院感染的防控，消化道出血的防治，贫血和凝血障碍的血制品应用，严格的血糖控制和营养支持等。

病例点评

目前疟疾主要流行于非洲及东南亚地区，根据 WHO 数据，每年因疟疾病死可达数百万人，仍为威胁人类健康、需要关注的传染病。及时诊断和彻底治疗输入性疟疾病例，不仅能够挽救患者生命，也是防止疟疾再次传入我国的重要举措。重症疟疾的治疗要点强调三早，即尽早诊断、尽早启动足量抗疟、尽早转入 ICU 加强监护治疗。重症疟疾病例的高风险时期在病程的前一周，需要重点关注脓毒症休克、严重电解质紊乱、急性肾损伤和意识障碍的观察和处置。重症疟疾的病情凶险，变化迅速，需要感染科和 ICU 医生提高警惕，仔细观察病情变化，恰当预判病情趋势，不可拘泥于诊断标准，从早从重，采取更加积极的治疗措施。

【参考文献】

1. 世界卫生组织 . 重症疟疾的管理与操作手册 . 3 版 . 高琪，符林春，译 . 北京：人民卫生出版社，2020：4-5，26-33.

2. 张丽，易博禹，夏志贵，等 . 2021 年全国疟疾疫情特征分析 . 中国寄生虫学与寄生虫病杂志，2022，40（2）：135-139.

3. 华海涌，孙芳，陈伟，等 . 世界卫生组织《重症疟疾管理实用手册》（第三版）解读 . 中国热带医学，2018，18（7）：643-649.

4. 国家传染病医学中心撰写组，李兰娟，张文宏，等 . 疟疾诊疗指南 . 中国寄生虫学与寄生虫病杂志，2022，40（4）：419-427.

（谭建波，尹宁宁　整理）

病例 30
PiCCO 指导下的休克治疗 1 例

病历摘要

【基本信息】

患者，女性，73 岁，因"间断胸痛、气短 7 年，尿少 1 周，喘憋 1 天"收入院。

现病史：患者 7 年前就餐时突发心前区压榨性疼痛，伴有左肩背部疼痛、喘憋症状，于我院心内科住院治疗，诊断"急性下壁心肌梗死，心力衰竭"，冠脉造影示三支病变，于右冠植入 Resolute 2.75 mm × 30 mm 支架 1 枚，择期左前降支植入 Resolute 2.25 mm × 30 mm、Xience Prime 2.75 mm × 38 mm、Firebird2 3.0 mm × 13 mm 支架 3 枚。4 年前因急性非 ST 段抬高型心肌梗死就诊于外院，经冠脉造影检查后于回旋支置入 Firebird 2.75 mm × 29 mm 支架 1 枚。症状改善后出院。患者平素心功能 Ⅱ 级（NYHA 分级），可缓步行走 2～3 km，快走有喘憋表现。入院前一周出现尿少，伴下肢水肿，入院前 1 天夜间突发喘憋，不能平卧，端坐后稍好转。为求进一步治疗收入我院 CCU 病房。

既往史：2 型糖尿病病史 19 年，糖尿病周围神经病变 7 年；高脂血症 10 年；抑郁症 10 年；高血压病史 17 年，最高血压 160/90 mmHg，长期服用苯磺酸氨氯地平、替米沙坦、卡维地洛治疗，平素血压 150/70 mmHg 左右；血肌酐升高 1 年，波动在 150 μmol/L 左右。

【体格检查】

体温 37.5℃，脉搏 100 次 / 分，呼吸 20 次 / 分，血压 155/85 mmHg，SpO_2 98%，身高 155 cm，体重 92 kg，BMI 38 kg/m^2。神志清楚，精神弱，皮肤黏膜无黄染，口唇无发绀。双肺呼吸音粗，双下肺可闻及散在湿啰音。心界向左扩大，心率 100 次 / 分，心律齐，各瓣膜听诊区未闻及病理性杂音。腹软，全腹无压痛及反跳痛。双下肢中度可凹性水肿。双侧病理征阴性。

【辅助检查】

血常规：WBC 11.59×10^9/L，NE% 83.00%，Hb 92.00 g/L，PLT 344.00×10^9/L。血气分析：pH 7.372，$PaCO_2$ 35.40 mmHg，PaO_2 186.60 mmHg，SaO_2 99.90%，Lac 1.74 mmol/L。凝血功能四项：PT 11.60 s，PTA 90.00%，INR 1.07，TT 15.9 s。血液生化：K^+ 5.09 mmol/L，Na^+ 136.6 mmol/L，Cr 215.8 μmol/L，URCA 411.0 μmol/L，GLU 25.98 mmol/L；ALT 11.2 U/L，AST 15.5 U/L，TBIL 5.7 μmol/L，DBIL 2.1 μmol/L，TP 69.2 g/L。心肌酶谱：LDH 236.0 U/L，CK 64.1 U/L，CK-MB 24.2 U/L，HBDH 203 U/L，CRP 74.8 mg/L。入院时胸部 CT：

两肺下叶肺水肿，双侧胸腔积液；右肺中叶少许磨玻璃密度影；心影饱满，冠脉走行区致密影。

【诊断】

慢性心力衰竭急性加重，冠状动脉粥样硬化性心脏病，陈旧性下壁心肌梗死，PCI 术后，心功能 Ⅱ 级（NYHA 分级），高血压 2 级（很高危），2 型糖尿病，肺部感染，慢性肾功能不全，肾性贫血。

【诊疗经过】

入院患者持续端坐呼吸，间断发热、咳嗽，黏痰不易咳出，体温最高 38.2℃，储氧面罩吸氧，氧流量 10 ~ 15 升 / 分，呼吸频率 30 次 / 分，SpO_2 88% ~ 91%，予以无创呼吸机通气支持，模式 ST，IPAP 12 ~ 16 cmH_2O，EPAP 4 ~ 6 cmH_2O，吸氧浓度 80%，血氧饱和度改善不明显，静脉应用头孢哌酮舒巴坦抗感染治疗。入院第 3 天上午 10 时 33 分，患者突发意识丧失，大动脉搏动消失，监护示室性逸搏心律，HR 36 次 / 分，SpO_2 50%，立即予心外按压，简易呼吸器辅助通气，肾上腺素 1 mg 静脉注射，反复 3 次，多巴胺 20 mg 静脉注射 1 次，10 时 39 分恢复窦性心律，HR 94 次 / 分，BP 163/69 mmHg，SpO_2 41%。立即气管插管，接简易呼吸机继续支持通气，同时转入 ICU 病房继续抢救。

转入 ICU 病房情况：GCS 6 分，窦性心律，80 次 / 分，去甲肾上腺素（NE）0.5 μg/（$kg \cdot min$）联合多巴胺（DA）8 μg/（$kg \cdot min$），BP 138/71 mmHg，气管插管接呼吸机控制通气，模式 VC，FiO_2 1.0，Vt 420 mL，R 15 次 / 分，PEEP 10 cmH_2O，无自主呼吸，SpO_2 80%，双肺未闻及干湿啰音，心音低钝，腹部饱满，移动浊音阴性，双下肢轻度水肿，深浅反射均未引出。尿量每小时约 10 mL。

转入后辅助检查结果：血气分析：pH 7.160，$PaCO_2$ 63 mmHg，PaO_2 24 mmHg，BE –6 mmol/L，HCO_3^- 22.5 mmol/L，Lac 3.02 mmol/L，PaO_2/FiO_2 63 mmHg。血液生化：K^+ 4.57 mmol/L，Na^+ 144.2 mmol/L，Cl^- 103.2 mmol/L，Ca^{2+} 1.95 mmol/L，Mg^{2+} 0.82 mmol/L，P 1.61 mmol/L，UREA 22.24 mmol/L，Cr 361.0 μmol/L，URCA 610.0 μmol/L，GLU 23.23 mmol/L，TCO_2 22.7 mmol/L，AG 22.87 mmol/L，eGFR 10.2 mL/（min · 1.73 m^2）。心肌酶谱：LDH 311.0 U/L，CK 80.0 U/L，CK-MB 27.7 U/L，HBDH 223 U/L，CRP 192.0 mg/L，MYO 251.20 ng/mL，hsTnI 0.035 ng/mL。B 型钠尿肽：BNP 529.10 pg/mL。心电图：窦性心律，Ⅱ、Ⅲ、aVF 导联病理性 Q 波，前壁导联 $V_3 \sim V_6$ 导联 ST 段压低。超声心动图：左房增大，左室下壁收缩运动及增厚率减低，左心射血分数 51%。

转入后补充诊断：心搏骤停、心肺复苏后、休克、急性肾损伤（A on CKD）、急性低氧性呼吸衰竭。

转入后治疗如下。

（1）一般处理：①绝对卧床，镇痛镇静，减少氧耗；②监测心电、血氧、血压，严格记录 24 小时出入量；③留置胃管、尿管及深静脉置管；④肠内营养支持。

（2）抗感染治疗：考虑患者为老年人，根据社区获得性肺炎经验性应用抗生素，留取相关培养，指导抗生素调整，预防院内感染。

（3）呼吸支持：有创机械通气，肺保护通气策略，患者体形肥胖，根据理想体重设定目标潮气量，考虑胸壁对呼吸系统顺应性的影响，适当放宽平台压上限。

（4）循环支持：使用脉搏指示法连续心排量监测（pulse indicator continuous cardiac output，PiCCO），对容量、心脏功能及外周阻力情况进行评估；鉴别休克类型；指导血管活性药物的使用及容量管理目标的制定。

（5）肾脏支持及容量管理：连续性肾脏替代治疗（continuous renal replacement therapy，CRRT）维持内环境稳态，患者转入时无尿，CRRT 实现有效的液体管理。

（6）神经系统评估及管理：心肺复苏术后予以 24 小时亚低温脑保护治疗，循环及呼吸情况稳定后减停镇静剂，对意识状态进行评估。

【转归及随访】

患者转入 ICU 一周后循环趋于稳定，停止 PiCCO 监测；第 16 天神志转清；第 24 天成功撤离呼吸机；第 26 天停止 CRRT，过渡至每周 2 次规律透析。住院 41 天后临床好转出院，出院时安静状态下无气短、胸闷表现，生命体征平稳，周身水肿消退。

病例分析

本例患者转入 ICU 的突出问题是循环衰竭，分析可能的原因包括：①患者有冠心病、心肌梗死病史，基础心功能 Ⅱ 级，入院前端坐呼吸，双肺底可闻及细湿啰音，为慢性心功能不全急性加重，于住院期间发生心搏骤停，心肺复苏后仍需大量血管活性药物维持血压，血乳酸明显升高，肾功能恶化，休克诊断明确，首先考虑恶性心律失常致心源性休克。②患者有发热、咳嗽、咳痰表现，血象升高，胸片显示双下肺斑片状渗出影，存在肺部感染及低氧性呼吸衰竭，很可能是本次心功能恶化的诱因，SOFA 评分较基础水平升高 12 分，可能同时合并脓毒症休克。③另外，患者为老年人，体形肥胖，严重低氧伴循环衰竭需与肺栓塞相鉴别。

对循环情况进行评估通常包括 3 个方面：容量负荷（心脏前负荷）；心脏收缩能力；外周血管阻力。PiCCO 可以同时得到上述 3 项的相关数据，同时还可以估测血管外肺水，并且通过对脉搏波形轮廓的分析实现心输出量的连续监测，有利于休克类型的判断及指导休克的治疗。PiCCO 测定的参数见表 30-1。

表 30-1　PiCCO 测定参数

参数	英文缩写	中文名称	参考值	单位
容量负荷 / 前负荷	ITBVI	胸腔内血容积指数	850 ～ 1000	mL/m^2
	GEDVI	全心舒张末期容积指数	680 ～ 800	mL/m^2
	SVV	每搏量变异	≤ 10	%
心脏收缩能力	CI	心脏指数	3.0 ～ 5.0	L/（min·m^2）
	SVI	每搏量指数	40 ～ 60	mL/m^2
	CFI	心功能指数	4.5 ～ 6.5	L/m^2
	GEF	全心射血分数	25 ～ 35	%
后负荷	SVRI	外周血管阻力指数	1700 ～ 2400	dyn*s*cm-5*m
肺渗出	ELWI	血管外肺水指数	3.0 ～ 7.0	mL/kg
	PVPI	肺血管通透性指数	1.0 ～ 3.0	

本例患者转入 ICU 后立即于颈内静脉放置中心静脉导管、股动脉放置温度探头导管；连接压力传感器并校准；从中心静脉导管注射冰盐水进行心输出量等数据测量。

2 月 15 日 16：00

血管活性药物：NE 0.5 μg/（kg·min）联合 DA 8 μg/（kg·min），MAP 80 mmHg。

机械通气：VC 模式，FiO$_2$ 1.0，PEEP 10 cmH$_2$O，P$_{plat}$ 30 cmH$_2$O，SpO$_2$ 85% ～ 90%。

PiCCO 测定结果：GEDVI 968 mL/m^2，ITBVI 1209 mL/m^2，CO 7.72 L/min，CI 4.02 L/（min·m^2），GEF 25%，SVRI 1288 dyn*s*cm-5*m，ELWI 15.4 mL/kg，PVPI 5。

依照 PiCCO 正常参考值及诊断治疗树（图 30-1）分析如下：前负荷偏多，心肌收缩能力尚可，外周血管阻力下降，肺水显著增多，且 PVPI 增加不能以心源性肺水肿解释，因此总体上符合分布性休克的血流动力学特点。需要注意的是患者在高容量及多巴胺的作用下 CI 达标，但 GEF 为正常值低限，提示心功能欠佳。根据诊断治疗树的提示，目前突出矛盾是肺水偏多，应积极控制感染，降低前负荷，因此逐渐增加 CRRT 超流量至 150 mL/h。

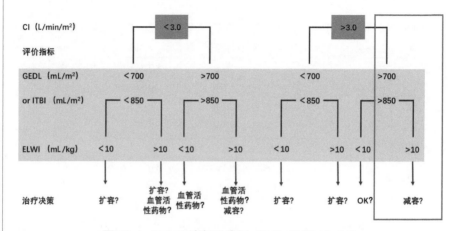

图 30-1 PiCCO 诊断治疗树（2 月 15 日 16：00）

2 月 15 日 22：00

血管活性药物：NE 0.5 μg/（kg·min），MAP 85 mmHg。

机械通气：VC 模式，FiO₂ 0.8，PEEP 10 cmH₂O，P_{plat} 25 cmH₂O，SpO₂ 90%。

CRRT 超滤 150 mL/h，尿量 30 mL/h。

PiCCO 测定结果：GEDVI 955 mL/m²，ITBVI 1193 mL/m²，CO 5.70 L/min，CI 2.97 L/（min·m²），GEF 23%，SVRI 1788 dyn*s*cm-5*m，ELWI 20.3 mL/kg。

依照 PiCCO 正常参考值及诊断治疗树（图 30-2）分析如下：此

时临床观察患者血管活性药物剂量及吸氧浓度下调，循环和呼吸情况略有改善，但仍需较大剂量 NE 维持血压，呼吸机条件较高。PiCCO 结果显示前负荷仍偏多，心脏收缩能力较差，外周血管阻力大致正常，血管外肺水进一步增多，突出问题是恶化的心脏收缩功能。根据诊断治疗树的提示，继续降低前负荷，加用多巴酚丁胺 5 μg/（kg·min）改善心肌收缩力，并上调 PEEP 至 12 cmH$_2$O 减少肺组织渗出。

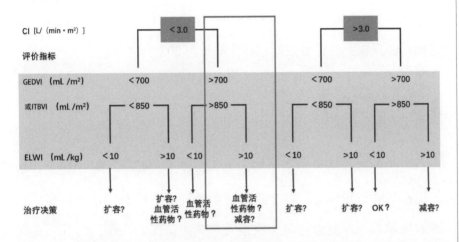

图 30-2　PiCCO 诊断治疗树（2 月 15 日 22:00）

经过上述处理，患者的循环及呼吸情况趋于好转，通过对心电图及肌钙蛋白等心肌损伤标志物的监测未发现新发的缺血事件，符合最初的判断：肺部感染是此次心功能恶化的诱因，继续控制肺部感染。随后 PiCCO 数据仍提示心功能较差，前负荷偏多，因血压尚未稳定，液体负平衡缓慢进行，在接下来的一周时间累计液体负平衡 8200 mL，体重下降 6.5 kg。患者循环及呼吸情况逐渐稳定。

PiCCO 为有创血流动力学监测技术，对于血流动力学异常可能由多因素参与，需要进行相对精准的液体管理及血管活性药物的使用的患者尤为适用。使用体外膜肺氧合（ECMO）的患者由于体外

261

循环所占容积较大，数据解读难度较大，另外房颤等心律失常影响对脉搏波形轮廓的分析，从而影响测量数据的准确性。PiCCO 技术涉及两项心输出量检测方法：脉搏波形轮廓分析及热稀释法，对心输出量的动态监测是通过前者实现的，但数据需通过热稀释法进行校正，血管活性药物剂量及机械通气条件调整、心率 / 心律变化等因素均会影响到连续心输出量数值的准确性，因此通常间隔 4～6 h 需要通过热稀释法（注射冰盐水）进行校准。冰盐水的注射量推荐为 15～20 mL，需要注意的是冰盐水量应与患者体重和血管外热容积成正比，体重较大的患者最好选择注射量为 20 mL 的冰盐水。

病例点评

目前血流动力学评估手段较多，包括无创技术、有创技术；动态指标、静态指标等。PiCCO 的优势是同时可以获得容量负荷、心脏收缩能力、外周血管阻力及血管外肺水情况的一系列指标，在同一时间点对患者循环情况有较为全面的了解。PiCCO 技术的核心内容是心输出量（CO）的测定，其他参数均是在 CO 基础上计算得来，因此解读 PiCCO 结果应以分析 CO/CI 为基础。而 CO/CI 又受到心率的影响，如果患者心率很快，即便 CO/CI 正常，SVI 可能很低，仍提示左心射血量不足，可能是容量不足，也可能是心脏舒、缩功能的问题，需要具体分析。

血流动力学监测应以临床问题为导向，对其结果的判读也应结合临床来进行，可以通过多种技术来交叉验证。找到突出矛盾后实施应对措施，然后还要再进行评估反馈，以判断干预的效果。需要注意的是血流动力学监测的目的是实现患者病情总体上的稳定

（尤其是多系统损伤，慢性疾患较多的患者），而并非一味追求数据达到"正常参考值"。

【参考文献】

1. 赵慧婉，仲俊，郑吉丽，等.脉搏指示连续心排出量监测控制液体容量在急性左心衰竭患者中的应用.医疗装备，2021，34（18）：82-83.

2. 孙才智，胡鹤立，张铮，等.连续心输出量监测技术联合连续性肾脏替代治疗在急性肾损伤患者中的应用.实用医学杂志，2019，35（8）：1299-1303.

（张铭　整理）